医生怕你不知道

赵雅楠—著

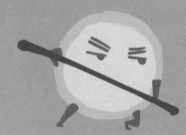

U0294806

人民卫生出版社

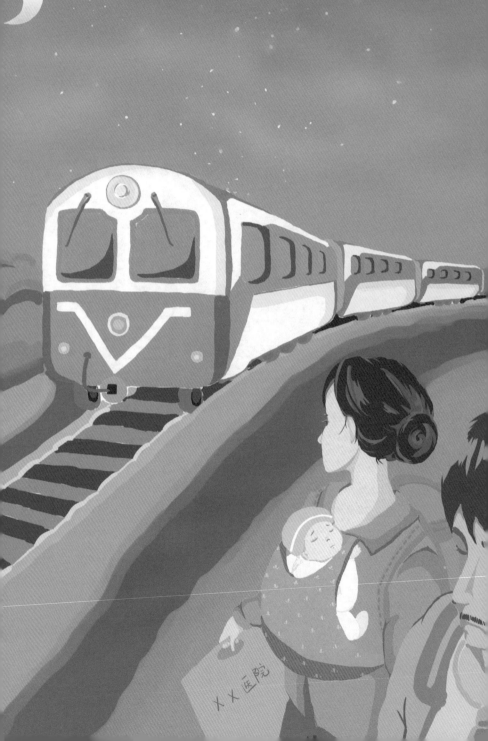

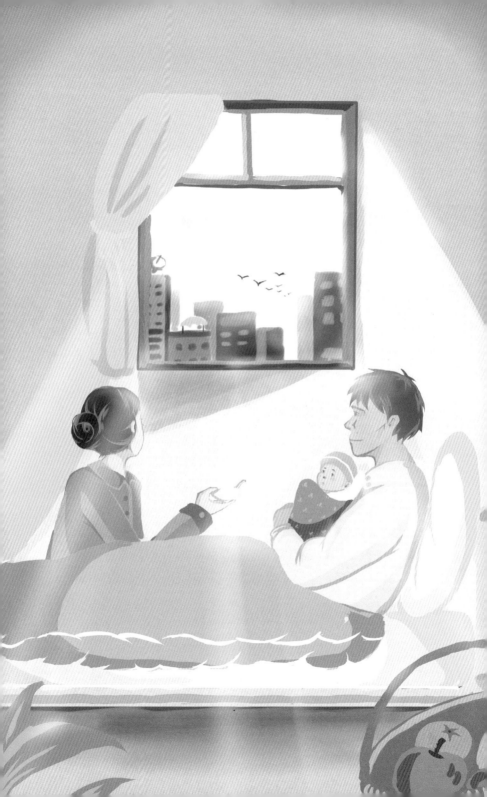

院士寄语

赵雅楠同学邀我为她写的书作序，着实让我为难了，思来想去，难以命笔。读医学课本，考医学成绩，多靠死记硬背，我亦如此。然赵同学却发挥联想思维，把身边相近的人和物，把相关领域的奇闻趣事联系起来，去记、去背、去理解、去融合，把一些枯燥的医学知识变成了一部活色生香幽默风趣的读物，人见人爱。其实细想，而今的医书中器官就是器官，肌肉就是肌肉，细胞跟着细胞，分子连着分子，而在原始的医书《黄帝内经》中，医学知识仅有30%左右，其余则为天文的、地理的、气象的……包罗万象；文学的、历史的、哲学的……博古论今。这才是理想的医书。

而今的医学，学科细划，专业细化，医学生必须读完全部基础与临床课程才能毕业，通常完成了学业，却还难以把所学知识整合成系统，难以胜任整体治疗患者的工作，需要经历漫长的临床实践的磨砺。个别不求甚解的人只知分子，不知疾病；只知疾病，不知整体；只知治病，不知治人。所以，我们提出了整合医学的理论及实践，整合医学就是从人体整体出发（holistic），将与人体相关的一切知识加以整合（integrative），把数据、证据还原成事实；把认识、共识提升为经验；把技术、艺术凝练成医术，在事实、经验和医术这个层面，不断地实践，实践出真知，形成新的医学知识体系（medicine），这就是整合医学（holistic integrative medicine，

HIM）。

赵同学的这本书有利于在读学生训练 HIM 的思维，形成 HIM 的习惯，将来在工作中取得 HIM 的经验和成果。故此，我愿意将这本书推荐给在读医学生。另外，这本书也不失为一本医学科普读物，可供医学以外的读者阅读参考。

是为序。

樊代明

我为什么要写这本书

我人生中最重要的人的求医经历，让我坚定了，纵使没时间毕业，也要挤时间写书。

"楠楠，我最近气有点短，晚上垫 3 个枕头，坐着呼吸，还是气短……"

"楠楠，最近胃跟刀割一样，有时候感觉扎扎的疼，一直反胃……"

"楠楠，最近腿特别沉，都走不动，晚上有时特别疼，疼得眼泪都出来了……"

没错，电话那头的，不是别人，正是我妈。

我妈是个坚强又执着的女人，年轻的时候特别能吃苦，用"女中豪杰"来形容并不为过。她特别能忍，不是疼到不行，她是不会让我知道的。

同事们对她的评价是，一个女的相当于三个男的。他们还经常用我妈年轻时的一件事开玩笑。据同事阿姨说，只因当时停电用不了电梯，我妈不愿耽误客户，曾一个人搬运货物，硬是把客户的大卡车装满了。老妈对于她要学习的东西，更是执着，为了学骑自行车，纵使把我摔成稀巴烂，也在所不惜……

然而，30 年后的我妈，正如电话里所展现的，百病缠身。

她失望、痛苦、气愤、无助……她曾病痛乱投医，她曾被误诊，她曾因为不愿花钱而中断治疗，她也曾"久病成医"自己乱开处方瞎吃药。所有的这些，她都试过；所有的这些，我都陪着。

她病痛乱投医，我才上高中，还没有学医，只能远望她失望的背影；她被误诊时，我才学医两年，虽提出质疑但不够坚定自己，只能守着她吃着错药看情况；她不愿花钱而中断治疗，我很坚定她这样是错的，但我当时并不赚钱，而她当时药费很贵，周期很长；她自作聪明，不去医院，瞎买药吃，我远在外地，很是抓狂，说话很呛。因为在她的意识里，病因只有感冒，吃的永远是抗生素。

一路走来，我和老妈走了很多弯路，我多么希望，这些能发生在我学医之后，那么，弯路也许能少走一些。

我为什么要写此书，因为这就是我想对我妈说的，我妈没什么文化，我要写一本能让她看得懂的医书。

因为学医，这一路走来少不了有朋友向我咨询各种"卫生知识"，我很享受这个过程，用"接地气"的语言解释着"高大上"的问题。每当听到亲人和朋友说我明白了，我感觉整个世界都亮了，就跟当"大侠"一样过瘾。

我从小就有一个"武侠梦"。如果生在乱世，我必定劫富济贫。但，生在盛世，武侠依旧，救死扶伤就是我的"武侠梦"。

走上临床见习和实习之后，慢慢发现，想拯救的这些人大多已病入膏肓，"上医治未病，中医治欲病，下医治已病"。

我把治病救人作为我的"济世梦"。

人与人之间看似微不足道的健康差距，却可能是最远的距离——健全与病痛、生与死之间的距离。

有了离别，我们才会感知健康的珍贵。

谨以此书献给那些热爱生命的人……

消化系统

呼吸系统

肾，泌尿系统

造血系统

免疫系统

循环系统

内分泌系统

要看懂人体，
先来收集点情报

情报一 我身体的藏宝图（总览全身）

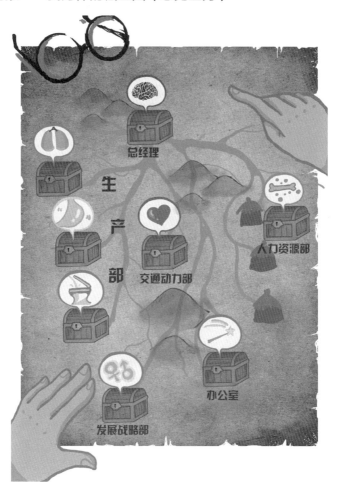

其实人身俨然一幅藏宝地图，从"形"上来说，有山丘溪流，平原峡谷。从"宝"上来说，藏在肚子里面看不见的都堪称是宝，只不过特别的是，这些宝贝不是单足鼎力，而是互相搭配，干活不累。

相信你也好奇身体里面的情况，这些宝贝究竟是怎样分布的呢？

其实它的分布依据视角不同而变得不同：从空间位置看，这藏宝图是一幅高深的医学图，里面装的是器官；从生理功能看，各个器官又有了有机架构，器官的职权分配在藏宝图上一览无余。

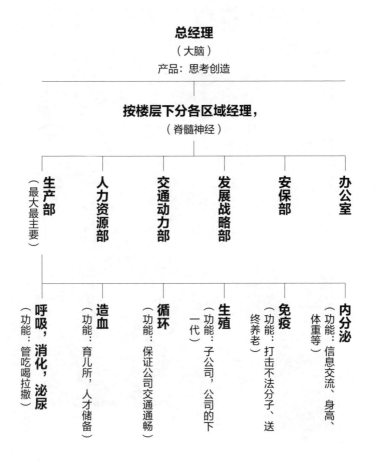

总经理
（大脑）
产品：思考创造

按楼层下分各区域经理，
（脊髓神经）

生产部（最大最主要）	人力资源部	交通动力部	发展战略部	安保部	办公室

呼吸，消化，泌尿（功能：管吃喝拉撒）

造血（功能：育儿所，人才储备）

循环（功能：保证公司交通通畅）

生殖（功能：子公司，公司的下一代）

免疫（功能：打击不法分子、送终养老）

内分泌（功能：信息交流、身高、体重等）

相信在看了这幅器官的职权分布图后，你会惊讶于人体构造的缜密。

不过，要真想看懂这幅图，还需要来点线索性的提示。

不如，让我们来提供点线索：

生产部

这是身体最大最主要的部门，以吃喝拉撒为主的部门，主要目的是为公司提供能量，外加排毒。下属三个"生产队"——也就是著名的呼吸、消化、泌尿系统。

人力资源部

全身的造血系统为公司上下抚育优秀人才，这个部门的总部在骨髓，此处有坚固的房子、舒适的环境，适合未来的花朵——造血干细胞生长，还有少量造血在外周血液内。

交通动力部

俗话说，"要致富，先修路"。交通要道向来是兵家必争之地，而我们的交通指挥，仅此一个，就是心脏。交通要道，数不胜数，通向重要器官的血管都很重要。

安保部

你要想探得宝藏，必先分析的就是这个地方的安保分布。我能告诉你的就是，人体的保安很多都各具特色，大体分为两队，分散在公司各处，始终都在备战状态。

办公室

内分泌这个部门，它有强大的执行力，是一个可以重塑人的内在和外在的部门。读懂人体"办公室"法则，掌握生命规律。

总经理

我们的大老板——大脑。它是惟一一个能对外输出影响力的器官，它非常复杂，至今还研究不透，所以真的很烧脑……

如果你以为仅仅知道这些，就能拿着藏宝图去寻宝，那就大错特错了，因为每个器官都是聪明的，它们都会使用伎俩去保护自己，防止被侵害，当然它们也会有不攻自破、蠢哭的时候，身体为了统一管理，还对它们的每个细胞制定了统一的规章制度，管理它们的脾气、秉性。

类似于知己知彼，才能百战不殆，如果想要了解得更充分，那么下面的几点特性，就是藏宝图的重大军情。

情报二　器官其实是有脾气的

其实藏宝图的精华就在于"器官"，就像公司的价值在于员工一样。只不过，不同的是，人体里的器官，脾气很倔，活得坦荡。

人体里有很多器官，这些器官形态各异，做事风格也各有不同。然而，这些器官并非永恒，各个器官的寿命也参差不齐。珍贵的神经元和心肌不会再生，细胞若意外死亡就真的是不可再生了，身体不会再弥补它们。但与其不同的是，丰富的血液和骨骼，这些地方的细胞可以再生。

情报三　身体里的基因，是天使也是魔鬼

身体里的基因，除了储存有遗传密码外，还存在制衡系统：原癌基因和抑癌基因。这是一对互相矛盾的基因，原癌基因促进癌生长，抑癌基因阻碍癌症。就像自行车的手刹一样，抑癌基因作用就是个闸。

正常情况，细胞的抑癌基因在起效，于是，细胞就是天使，是忠诚的员工。

异常情况，细胞的手刹就会失灵，抑癌基因缺陷，细胞就变成了恶魔，会癌性生长，也就是我们所说的得癌症了。

情报四　细胞的小小策略

你以为得到藏宝图，知道宝贝长啥样，就能寻到宝？

器官会对环境变化进行反击，它们反击的功夫大体上分为两类：个人功夫和群体功夫。就单个细胞来说，它会变大变小；就一群细胞来说，它会增生化生。没错，这就是你病理报告单上呈现的内容。

你的病理化验单，其实就是一张策略分析图，所有人体面对危险采取的策略都会一览无余，它们有的肥大（即变大），有的萎缩（即变小），有的一圈围一圈地增生，有的干脆变成其他细胞的样子充数（化生）。

情报五　器官要遵循的守则

如果你是个盗贼，在偷宝物的时候，改变了宝贝的位置，那么，在人体而言，这个宝贝将会消失……

人体中的器官，除了血液、淋巴等管道中的细胞是可以随意流

淌的之外，其余细胞的位置基本固定不动，如果未经允许擅自离岗，迎接这个宝贝的，将会是灭顶之灾。因为这会引发免疫反应，细胞如果出现在不该出现的地方，它就会被身体的"保安"——白细胞当成异物，被攻击致死，当然，如果这架打得迅猛，打成群架了，就叫作超敏反应。

剧透到这里，宝物的十八般武艺算是铺垫好了，正文部分就是你带着藏宝图，领略人体一场场战役的时候了……

消化系统

酒肉穿肠过，精华全留下。吸收营养时，肠动气出，要么打嗝、要么放屁……

消化系统整体类似于一个中空的管道，用于接纳食物，有一连串的器官来分泌消化液，包括唾液腺、消化道黏膜腺、肝、胰腺等，这些腺体共分泌6.8L 的消化液，当消化液伴着食物，再通过肠道"布叽布叽"向前操的运动，食物里的营养就会被吸收，剩下的废物和细菌就会构成每天都要排的"便便"。

其实消化系统要讲清楚的问题，无非是"怎么吃，怎么消化，怎么排"。关于怎么吃，相信我们从拿起筷子的那天，就已经学会了，基本不用人教，吃得比谁都好。关于怎么消化、怎么排，倒是很有一番讲头，因为有些观念将会完全颠覆，比如，放屁会让人皆大欢喜，没患痔疮才是小概率事件，胆结石将会改变你的肤色……

如果你此时兴趣正浓，那就翻开消化系统一探究竟吧。

1. 请"排气"，让我们皆大欢喜

人体"排气"，就是老百姓说的"放屁"。虽然大家都不喜欢它，医生却非常在意患者手术后是否排气。

要说清楚排气的作用，就要从源头捋。肠道的气体，一部分是由于我们在吃饭的时候吞入了一些空气。如果你很爱说话，吞入的气体很多，那么这气体不是以打嗝的形式从上溢出，就是以排气的形式加速排出。

除了吃饭时吞入的气体，另一部分气体则由肠道中一些细菌分解食物产生。如果你吃了很多的地瓜、萝卜、洋葱，第二天有可能你产生的废气会相当多。但如果你吃了好多肉、蛋、奶，毫无疑问，第二天排出的气体会奇臭无比。因为这些很有营养的蛋白质在细菌的作用下会产生一些很臭的东西，如硫化氢和吲哚。

那排气代表什么呢？为什么做完肠道手术的患者开始放屁时，医生都皆大欢喜？

我们只要想想这气是怎么出去的，疑问就豁然开朗了。气体要从一点一滴的小气，汇聚成一个稍大的气团，正常情况下，气体比食物轻，气体应该往上走，但身体却要这个气团朝下运动，一直朝向最终的出口——肛门，这中间的过程需要的是什么？

毫无疑问，这需要劲儿啊。

这需要小肠一点点的分节运动把这些混杂着食物的气体推向大肠，到了大肠就需要大肠的集团运动，给这些气体一个暴力的加速度，使它们一开始就全力冲刺，奔向它们的天堂口肛门。

所以，很明显的，排气运动代表着你的肠道开始蠕动，代表你的肠道开始有劲地收缩，这对于肠道手术术后的患者来说，绝对是大好事。因为即便医生手术成功，刚开始肠道功能也会受损，病人会感觉到胀气，一旦病情恢复、肠道开始正常活动，医生们才会皆大欢喜，才会在听到屁（代表排气）之后，对患者说，可以喝点水或者吃点流食了。

至于大家的顾虑，关于排气运动的面子问题，还是走为上策，或者在排气的同时，砸个核桃制造点动静，让耳朵自动忽略排气所引起的振动频率，或者，最实用的，还是控制好你的括约肌，一点一点地放吧。控制不好也没关系，谁能一辈子不发生一次显眼的排气运动呢？

2. 菊花残，满地伤，我拿什么来保肛？

肛门对我们重要吗？你可能会说，每天都要排便，脏死了。

可换个角度想想，便便每天要经过的地方，那一定是重要的地方，因为你每天都要用，从不曾离开它，也不能离开它。

2.1　你好奇的结直肠的检查方法

不如我们剖析一下，肛肠科常见的检查方式吧，也让你提前做个热身，不至于检查的时候太紧张。

对于患者来说，你需要了解的是下图中的几个体位：左侧卧位、胸膝位、截石位、蹲位等。而对于将要进行的检查从低级到高级又可以分为指诊、肛门镜、肠镜，这些检查看的位置一个比一个深入和细致。

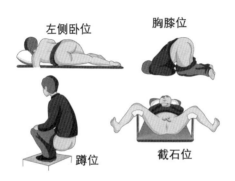

那这三个检查都分别是啥呢？有什么作用呢？咱们下面就从最温柔的检查手段说起。

（1）指诊，用的最广最方便。一副橡胶手套，一点润滑剂，一句口号："来，放松一点，别紧张。"就构成了指诊的必备要素。

指诊，顾名思义，就是凭借医生的手感和经验，来触摸肛周有没有肿瘤，有没有窦道，有没有痔疮，前列腺是否健康等。因为手对于压力和周边环境的感受较敏感，最关键的，因为指诊方便快捷，省时省力，而且，中国人直肠癌70%为低位直肠癌，能在指诊时及时发现，但更高位置的肿瘤指诊没办法触及，需要更进一步的检查。

（2）肛门镜，这个就比刚才的那个要粗暴一些，因为这个要借助一个工具，这个工具大约 7 厘米长，倒锥形，它可比手指粗一圈多。既然粗，肯定有粗的好处，就是视野看得更深更开阔。比起刚才的指诊仅凭手感来说，这个更精确一些，可以清晰看到肛管黏膜的色泽，有没有炎症，有没有窦道裂纹、有没有肿物等，还能进行一点简单的操作，比如放个滤纸条或者活检。

（3）肠镜。现在越来越推荐健康体检进行肠镜检查了。你说大肠若有病，手就算再长也够不到啊，所以这就得借助电子眼，这个电子眼就是肠镜。

不过，在做肠镜前是需要清理"内存"的，也就是说需要灌肠排便，这样才能保证电子眼视野的清晰度。

一个细细长长的管子，管子前方是一个摄像头，另一端连在显示屏上，让患者左侧卧位，把管子慢慢往里送，屏幕上就能显示肠道里面的情况。然后顺着肠道天然的曲折进行拐弯，碰到前方扁扁的，管子不容易过去的地方，就调整体位或用技法让镜子通过，直到管子走到大肠小肠的交接处，也就是右下腹这个位置，大肠也就算走到头了，肠镜检查就算做完了。

那这一路大肠是个什么情况，有没有炎症，有没有溃疡，有没有出血，有没有糜烂，就非常明了。用肠镜不仅能看肿瘤，还能取活检做病理检查，对于小的息肉之类的病变，在做肠镜的时候可以微创治疗，防范将来恶化成肿瘤，集诸多好处于一身啊。

2.2　直肠癌，如若肛门离我而去

肠道检查配合 CT、磁共振才能共同判断肠道疾病的轻重，而真正能决定肛门存在与否的，还是下面这个疾病，直肠癌。

不知为何，现在直肠癌的发病率越来越高，一个说法是，跟大伙的饮食习惯有关，比如说如果你超爱吃高脂肪的一些食物而不吃蔬菜水果，如果你特别爱抽烟，那么你得结直肠癌的风险将大大增加。还有，如果大肠经常发炎，有腺瘤或血吸虫病等，结直肠癌也较高发。最后，结直肠癌还有家族易感性，家族性息肉病已被公认为是癌前病变。

而针对于直肠癌的手术，医生做着艰难，家属决策更加艰难。因为，经常要决定的一个问题就是"要不要保肛"？

虽说肛门它平时脏乱差，但几十年养成的蹲坑排便习惯哪是说改变就能改变的，当肚子开始咕噜噜地想要排便，我们到底是要下意识地做下蹲动作慌忙地蹲坑，还是看看自己腹壁上挂着的粪便袋淡定地耸耸肩。

跑还是不跑，这是个问题？

可是，这个问题似乎是个伪命题，因为能不能保肛，不是由我们自己的意愿决定，而是要看肿瘤它在哪。如果肿瘤距离肛门的齿状线距离大于 5 厘米，那太幸运了，保肛有望。如果肿瘤距离肛门的齿状线距离太近，比如小于 5 厘米，或者用极限的思想，它就长在肛门上，那极大可能会痛失肛门。现在随着医学的进步和患者对生活质量的要求，即便现在不到 5 厘米，也可以考虑保肛，当然，具体问题具体分析，还要认真听取主刀医生的建议，因人而异。

那保不保肛门，这手术到底怎么做？

相信卖香肠的师傅就能说清手术方案。他们处理长了毛的香肠的态度，恰恰跟手术方案有异曲同工之效。

比如，如果香肠长毛，且毛长在香肠的中部，师傅就会拿起大刀把长毛的地方连带周边的一圈全部切掉，然后再把两端接起来。如果这毛长在香肠的尾端，一般人的做法，肯定是三下五除二，一刀切掉尾。但这样之后香肠就不完整了，一半还在露着肉流油，所以细心的师傅会多做一步，给这半截香肠修正一下，做一个封口，这个也就是我们所说的"造瘘"。

由怎么切香肠，演化而来的正是以下两种手术方式。

如果肿瘤离得远大于 5cm，这就相当于中间长毛的香肠，我们会把肿瘤连同其周围 2cm 的地方都切掉，然后再把肠道的上下端连在一起，也就是直肠和乙状结肠的吻合，这种手术叫 Dixon，看发音是不是很像"钉一起"。你看，这里面的操作丝毫没有牵扯到肛门，所以，肛门是你的还是你的。

那另一种手术呢？主要针对肿瘤比较靠下，也就是上述尾部长毛的香肠，这种做法还真的有点像一刀切的做法，也就是说首先会切掉肿瘤及周围一些区域，这样就相当于肛门没了，因为肿物位置太靠下，接着，还得把这条路疏通啊，要不肠道的便便怎么出去呢？于是，医生会在腹部开一个口，然后把肠子的末端接在这个开口处，这样，整个消化道就通畅了，便便可以从前口出来进入粪便袋里，以后定时更换粪便袋就好，这种手术就叫 Miles 手术，跟它的发音也特别般配，Miles "没有了"，没有肛门了。

相信每个人都很难接受没有肛门这个事实，你肯定会疑问，我们能做些什么呢？

其实，我们还能做很多，从改变不良饮食习惯开始，从练就一双慧眼开始。如果你便意频繁、肛门总有坠胀感、还有大便带血、大便变细、黏液便，甚至是脓血便、贫血低热、会阴部疼痛、部分肠梗阻腹胀，肠鸣音亢进等，一定要提高警惕，不妨去医院查查，在时间上抢占先机。这样我们就不用在"保不保""要不要""跑不跑"的问题上纠结。

3. 如若你没患痔疮，那才是十里挑一，小概率事件

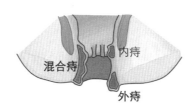

能把痔疮列为筛选条件的，想必只有严苛的飞行员体检了。但从侧面来看，也许考官也深谙十男九痔、十女十痔这个道理。

痔疮，作为肛肠科最常见的一种病，如果说十男九痔成立的话，那么还有一个可能就正在治。

如果你问痔疮是一种什么样的感觉？

也许少年得"痔"，有"痔"不在年高，就能轻易告诉你痔疮的年龄分布宽度。因"痔"废食告诉你得了痔疮，贪嘴的后果很严重。

不仅如此，你会感觉肛门处有异物感，总感觉夹着一坨东西，3 分钟上完大号，却用 30 分钟才擦干净；不敢在外面上大号，生怕揩腚时太用力就揩流血。当流血事件发生时，那感觉，拉出去的不是屎而是玻璃。

总之擦屁屁可以成为一项体力活，大号永远是你的头号恐惧物，出差也会必备痔疮药。跟别人说话时，你还得偷偷做提肛运动。

你肯定会疑问，那究竟啥是痔疮呢？

目前有两种主要学说，一种认为痔疮就是由肛门部的静脉曲张形成的。

如果你不知道啥是静脉曲张，到夏天注意观察以下几种职业的人的腿，就能明了。像教师、理发师、医生、售货员等需要长期站立的人的腿，他们腿上就容易静脉曲张。他们腿上有像蚯蚓一样的一小团一小团的团块，这个就是静脉曲张。原理就是血液瘀滞在静脉里，静脉没有能力收缩将它们一点一点向上送，导致血液在静脉里滞留，静脉膨胀，出现静脉曲张。

痔疮与它同理，也就是说肛门这块儿的静脉发生了血液瘀滞，导致静脉曲张，于是肛门的位置突出了一个小团块，名曰痔疮。

另一种学说呢，就是主张肛垫下移。这个学说认为痔本身是身体正常结构的一部分，只不过痔的位置下移了，移到肛门附近了，让你能看到了一个类似肉垫的东西。

不管这痔属于哪种学说，现实的问题是，这痔出现的位置在哪？

于是，抛开痔的成因的两种学说，以齿状线为界，根据痔与齿状线的位置，分出了内痔、外痔、混合痔。

内痔就是痔在齿状线以上，没有突出体表，所以质地比较柔软、脆一些。当内痔碰上排便，就很容易出现出血和脱出，Ⅰ度的内痔，患者常常便时带血、滴血甚至喷射状出血，便后可自行停止，Ⅱ度以上的，内痔还可以由于咳嗽排便而脱出肛门，便后可自行还纳。Ⅲ度的内痔在咳嗽、劳累负重时易脱出，需用手还纳。Ⅳ度的内痔脱出后，即使用手还纳还会脱出，无法还纳回肛门里。

外痔就是痔的位置靠外接近体表，可以观察得到，常常由静脉曲张所致。主要表现为肛门瘙痒、潮湿不洁。混合痔就是既有内痔又有外痔，两种表现并存。

有了这两种学说，你肯定就会明了，为啥久坐、便秘、蹲坑玩手机容易得痔疮？为啥产妇、应酬男与重口味的人痔疮如影随形？

因为久坐、便秘、妊娠、蹲坑玩手机，都会导致肛门的静脉回流障碍，血液瘀滞，引起痔疮。而长期饮酒与重口味饮食，以及吸烟也会增加便秘的风险，摩擦阻力变大，使得局部充血。另外，如果不注意卫生，引起肛周感染，也容易引起静脉炎，从而促使痔疮的发生。

既然十男已经九痔，不如我们好好聊聊该怎么治？

其实带着痔无症状地生活，堪比最佳策略。因为痔的治疗方案里遵循的原则为非手术治疗，不到影响生活的时候，痔是不用根治的，重在消除症状。

也就是说，对于症状轻的，痔的初期或者无症状的痔，要多吃些水果粗粮保持大便通畅，热水坐浴改善局部的血液循环，适当地进行体育锻炼，控制排便时间，至少不要蹲坑时玩手机，一蹲半小时。

对于稍严重点的痔，比如Ⅰ、Ⅱ度的内痔注射硬化剂效果更好。因为痔就是静脉曲张的血管团块，让血管硬化栓塞，局部没有血供，痔就会萎缩脱落，达到治愈的目的。

对于严重的痔疮，用手扶不回去的，严重影响生活的，PPH手术倒是个不错的选择。

这个手术主要借助了一个工具，这个工具长得很像写广场书法的海绵刷，应用的原理正如第二个学说讲的，痔疮是因为肛垫下移，所以我们借助工具将下移的肛垫再拉上去。

如果你曾经做过点缝纫工作，你会发现，PPH手术其实就是把缝纫机带到了直肠里，一步到位进行锁边缝合而已。

就像缝衣服一样，有一个口袋垂下来了（这里口袋象征痔疮），我们需要做的就是把上面的布裁掉一块，然后再把口袋缝上去，这样就能保证口袋的位置向上走，不至于垂下来。于是，PPH 手术（吻合器痔环切术）诞生了，它的先进地方在于，这两个步骤合为一步，减少出血。也就是说切肛垫上方的一圈环形组织，再把垂下来的肛垫啪啪啪钉一圈，缝到上面去，这个手术就完成了。创伤小，恢复快。

4. 肠道也开 315，肠炎也要辨真假

4.1　营养的集散地，我的大肠小肠

你知道为什么胃里下来的食物要先经过小肠，后经过大肠？如果掉过头来，先大后小，将会发生什么？

也许先大后小，整个世界都翻转了。每个人将在坐便器上办公、洗衣、约会，坐便器将成为每个人的交通工具。

你肯定会疑问，为啥这么说？

这就要跟大肠、小肠本身的功能有关了。

小肠作为身体里最长的器官，足足有 4～5m，展开有 200～250m^2，怎么算都是一个标准的复式房。如果把这个复式房改成单人宿舍大小，就会引发一种疾病，叫作短肠综合征，这种患者容易

出现水、电解质失调，严重营养不良。

因为，小肠的主要任务就是疯狂地吸收营养。

为了吸收营养，小肠会分泌一些消化液，也会接受别的消化液共同来消化食物。比如小肠会接受胰液和胆汁，并且通过自己的勃氏腺和李氏腺分泌自己的小肠液，使得食物在小肠停靠的这 3 ~ 8 小时，被完美地消化吸收。然而食物并非无菌，于是小肠还会分泌一些防御素和溶菌酶，用来杀灭细菌。

为了让工作更高效，小肠自动分为 3 个重要部分来分工合作，负责不同的物质。

你肯定会疑问，知道这能干啥？

不如我们换个角度反问自己，如果没了这，会发生什么？

小肠将分成以下三部分：十二指肠、空肠、回肠。十二指肠主要吸收单糖和钙、铁、镁等离子，空肠主要吸收氨基酸和脂肪酸。回肠主要吸收维生素 B_{12} 和胆盐。维生素 B_{12} 可是很关键的一种营养素，一旦吸收不了，将会引起巨幼红细胞贫血。

小肠功能虽全，却没有存储空间。食物在小肠里都是匆匆过客，所以，一旦大肠小肠掉头，只怕是来也匆匆，去也匆匆，一天三次，人们从此离不开坐便器。

那大肠是个什么情况呢？大肠其实就像是一个囊袋一样，主要起储存作用，还兼顾吸收水和无机盐。因为，食物经过小肠的漫漫长路，早已被吸收得淋漓尽致，营养所剩无几，所以，大肠里储存的一般都是一些食物残渣和 20% ~ 30% 的细菌，这两种东西一混合，就叫作粪便，是屎壳郎的高端奢侈品。

正常情况下，小肠大肠配合得很完美，使得你一睁眼就准备奔向厕所占坑为王。

4.2 溃结、克罗恩，傻傻分不清楚？

◀ 假的肠炎

如果全身最长的器官有了炎症，那么就可能出现：酒肉穿肠过，啥都没留下。下腹如火锅般沸腾咕噜，憋不住成了内心最大的恐惧，大脑时刻在分析着这次到底是排气还是排液？最怕把排液当成排气，造成裆下固液并存，随两腿翻滚。

而对于肠炎，你肯定超级熟悉，因为这太常见了，几乎人人有过，谁没有吃坏东西拉过肚子？

但如果，肠炎也要辨真假？不是所有肠炎都是真的？你会相信吗？

其实，真的肠炎，是肠子真有炎症。而假的肠炎，主要属下面这种：

肠易激。

如果你在失眠、焦虑、抑郁、头痛中同时伴有便秘或者腹泻，而且持续半年之久且近 3 个月来持续存在下腹痛，但是化验单上显示一切正常，没有能解释这个现象的生化改变，那么，很显然，这属于神经官能症，往往消除顾虑，改善身心健康，心情好了病就好了。

对于轻症的腹泻，稍加用蒙脱石散。对于便秘的，也可酌情使用泻药聚乙二醇、乳果糖或山梨醇改善症状。

◀ 真的肠炎

真的肠炎，就是炎症性肠病。

这个就是大肠真受伤了，而能这么伤着大肠的，往往跟环境、遗传、感染、免疫都有关系，以至于产生了不友好的溃疡性结肠炎和克罗恩病，这两种病都属于炎症性肠病。

如果非用一些手法形容大肠所受的折磨，也许给大肠"内部刮痧"正是溃疡性结肠炎的代表作，而给大肠"隔一步挖个坑"正是克罗恩病的代表。

❖ "刮痧"的后果，气攒横结肠，中毒了……

这里的"刮痧"，不是真正的刮痧治疗，而是形容一种疾病——溃疡性结肠炎的肠壁到处是出血点，有点像皮肤刮痧完后的样子。20～40岁的妙龄青年们注意了，溃疡性结肠炎偏爱此年龄段。它会让这个年龄段的人，有种屁股着火的感觉。不是别的，单就它的腹痛、腹泻、黏液脓血便，就能整得人一天少则跑2～4次厕所，多则一天大于10次，恨不能纸与屁屁摩擦起火。

并且，除了下泻，它还会导致患者上吐、腹胀、食欲不振等。患者全身出现发热、营养不良、外周关节炎、结节性红斑、坏疽性脓皮病等。

而且，最危险的，它可以诱发中毒性巨结肠。

你要问为啥？

这里面的原因就比较有意思了。

首先，它的病因与免疫系统的关系更大一些，导致肠道的免疫系统释放各种炎症因子，一会儿攻击一会儿停战修复，导致溃疡性结肠炎的战线很长，从直肠一直逆行到大肠的起始部位，也就是从左下腹开始逆行到右下腹。虽然战线很长，但它揩肠子的力道还算轻柔，所以仅仅表面被揩下来一块儿。

由于肠道的血管遍布肠道表面，所以这种广泛的连续的轻揩，引发的后果就是出很多血。所以炎症性肠病的一个重要表现就是黏液脓血便，有时甚至是便血。

再说说另一个后果，中毒性巨结肠。5%的重症炎症性肠病会在诱因存在的情况下出现中毒性巨结肠，原理很简单，就是肠道没劲儿了，不收缩了，气体不会有规律地排向肛门，而是气往高处走。

于是横结肠，作为大肠中最高的部分，就会被很多气体充斥着，而且气体不断上溢，越攒越多，直到把肠子撑得快爆炸，引发肠穿孔。

所以，能放屁真的是个"技术活"，不会放屁真的很危险。

你肯定还是最关心，咋治？

其实怎么治，无外乎对症和对因。对因，只要你知道它是怎么来的，就能"解铃还须系铃人"的还回去，而对症，只要知道它有什么样的症状，就能针对这些症状采取措施。

于是，溃疡性结肠炎的对因治疗，主要是用一些抗炎药来抑制炎症。包括以 5-氨基水杨酸为主要成分的柳氮黄吡啶、奥沙拉嗪、美沙拉嗪，和一些常规抗炎的万能药糖皮质激素，或者更高级的免疫抑制药硫唑嘌呤。对因治疗也是最有效的治疗。

它的对症治疗，是主要针对于腹泻导致的水电解质紊乱而展开的，便血太多的开始补血，电解质紊乱的开始补液，总之就是缺啥补啥。

❖ 克罗恩病，隔一步挖一个坑

如果你在肠镜下看过克罗恩病，想必如此跳跃的画面，会令你永生难忘。

克罗恩病如果跟溃疡性结肠炎攀亲戚的话，应该算是它同父异母的弟弟，因为这两种病病因大体相同，都是肠道的炎症反应，治疗方式也是一个模子刻出来的，药品及对症对因治疗方式都类似。

就是在表现上，二者会有明显的差异。

你肯定纳闷，这个克罗恩究竟跟溃疡性结肠炎表现得多么不一样？

其实，很不一样。单从肠镜下的表现就不一样，克罗恩是很明显的一段好一段坏，对肠道的破坏呈跳跃式分布。它特别喜欢打孔，尤其是往深里钻，于是，随之而来的一个词，"纵行裂隙"就是这个病的镜下特点，因为钻得深，所以有很大钻透的风险。事实也正是如此，它特别容易钻透了形成臭名昭著的内瘘和外瘘，局部也容易形成包块儿，多侵犯右下腹。

至于治疗，克罗恩病与炎症性肠病相互借鉴。

5. 20瓶啤酒下肚，器官没了！急性胰腺炎就是这么惨烈

CT上找不到器官，胰腺没了，这不是没有可能，急性胰腺炎就能让胰腺消失，一个器官一夜消失。

不过，大家千万不要以为，只有酒精能让胰腺自我溶解，在中国人急性胰腺炎的病因排名里，比酒精更靠前的是胆石症和高甘油三酯血症。

你肯定会纳闷儿？胃这么强的消化器官都没发生自我消化，胰腺凭什么就能自我消化？如果胰腺真自我溶解，那没了胰腺，身体将会怎样？

其实，论功绩来说，胰腺对身体做了两件大事：分泌消化液和控制血糖。而它神奇的地方，也正在这里。

胰腺分泌的消化液，并不像胃液那么酸，甚至有点偏碱，pH为 7.8～8.4，但它堪称身体界的"王水"，几乎啥都能溶解。

什么道理呢？其实就类似于洗衣服。胰液由于含蛋白酶比较多，所以相当于"加酶洗衣粉"，而胃酸由于含蛋白酶少盐酸多，就相当于日常生活中的"84 消毒液"，用这两种去污剂去清洗带油污的裤子，想想也知道，加酶洗衣粉会洗得更干净。

因为酶能分解油污，分解蛋白质，而强酸只能一味地将蛋白质变性，大小并没有发生变化。所以，不是越烈的洗衣液越厉害，也不是越烈的消化液就越强大，四两拨千斤的道理在这里体现得淋漓尽致。

而胰液是包含了多种酶的消化液，最主要的含有三大种酶：胰淀粉酶，胰脂肪酶和胰蛋白酶，有了这三种酶，人体的三大营养物质——糖、脂肪、蛋白质就能被消化吸收了。

所以，如果没了胰腺，或者胰液少了，脂肪和蛋白质就不会被完全消化吸收，容易引起脂肪泻。另外，糖代谢也会紊乱，容易出现糖尿病。

而，如果胰液多了，甚至发生侧漏了，将会发生一件恐怖的事情，也就是胰腺的自我消化。因为对于任何细胞来说都是由糖、脂肪、蛋白质架构起来的，一但胰液来袭，恐怕谁都招架不住，都会被溶。而正常的胰腺之所以不被溶，这是因为各种消化酶在胰腺内是以非活化状态（酶原）存在的，可防止胰腺被自身消化。（注：

胰蛋白酶原没有消化能力，而胰蛋白酶有很强的消化能力，虽然就差了一个"原"字，酶原相当于没发动的引擎，而酶相当于已发动的引擎）

而异常的情况，恐怕要属下面这种异常激活、产量过多，甚至出口被堵。

对于产量过多和异常激活，常常意味着患者有过度的饮酒。

因为过多的乙醇将会给胰腺一个错误的暗示，让它生产大量胰液，发动引擎。于是酶原会向着酶的方向激活了。酒精在胰腺内氧化代谢还会产生大量活性氧，也会激活炎症，进一步损伤胰腺。此外，过多的乙醇又会让胰液的出口——Oddi 括约肌痉挛，所以这样的后果是既产得多又排不出去，那么胰液可能就会把胰管撑破，腐蚀胰管，顺间隙流到胰腺组织里，溶解组织。

而出口堵了常常意味着胆道结石、蛔虫，甚至肿瘤堵了十二指肠的壶腹部，这个是胆汁和胰液的共同出口，一旦这个出口堵了，憋坏的就不只是胰腺了。因为胰液逆流回去消化胰腺，而胆汁逆流回去憋坏肝脏，于是，很重要的一个特征，黄疸就会出现。

另外，如果本身高三酰甘油血症，长期服用噻嗪类利尿药、硫唑嘌呤、糖皮质激素、暴饮暴食等也容易诱发胰腺的自我溶解。

如果，真的诱发了急性胰腺炎，那么，剧烈的腹痛就会让一般人受不了，这种腹痛就像以刀剔肉的疼痛一样，不仅如此，还会恶心、呕吐、腹膜炎。重一点儿的，10%～20%的可能性会发生出血坏死性胰腺炎，引发休克，甚至死亡。

想想胰腺炎，胰液都把自己溶解了，你就能知道胰液没流进消化道，而是溶解了细胞的各种后果。于是乎，血液里面的胰淀粉酶、胰脂肪酶和胰蛋白酶就会飙升。所以，当你发现胰淀粉酶和胰脂肪酶都超过了平时的 3 倍，应敏锐地觉察到这可能就是急性胰腺炎。

接着，另一个指标，也很值得关注。如果胰液把胰腺都溶解了，那么体内惟一的降糖激素胰岛素的产量将会大大减产，于是血糖就会猛高，达到糖尿病的水平，即大于 11.2mmol/L，又因为当一个地方发生溶解塌方时，钙离子就会沉积在此处，于是血里的钙都沉在了胰腺，所以血钙浓度常常小于 2mmol/L。

如果这些表现和指标都符合，那么，就很有可能是急性胰腺炎。

我知道，你最关心的还是怎么治？

永远的治疗方式都是擒贼先擒王（对因）和急则治其标（对症）。

什么原因引起的，就去制止这个原因，这种方式常常是最有效的治疗，这个就是擒贼先擒王。于是，禁止喝酒吃东西，主要就是针对于暴饮暴食引起的急性胰腺炎。而因为出口堵塞引起的胰腺炎，常常在内镜的帮助下，进行 Oddi 括约肌切开，取结石、取蛔虫或者放置引流管，总之要把这个路再次打通。

剩下的方法就是对症治疗。由于胰腺炎的患者都是痛痛痛、痛上加痛，止痛就变得很关键，因此人们常常用生长抑素或奥曲肽来止痛。又因为胰腺通向肠道，肠道很脏，所以还要加上抗生素来预防感染。

剩下的，相信你也想到了。既不能进食，又在抑制胃酸的分泌，那么饿了怎么办？其实，整个消化系统构成了营养进身体的入口，当消化系统发生疾病，大都会禁食，这就相当于封锁入口，此时，我们是很需要静脉营养的，所以急性胰腺炎的患者还会进行静脉输营养液。

最后，如果急性胰腺炎出现了严重的并发症，我们还需要纠正酸中毒，迅速补液，面罩吸氧，进行连续性的血液净化等。

6. 发现就是晚期，这折煞人的"胰腺癌"

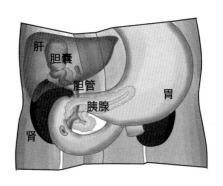

如果说猕猴桃称为水果之王，是因为它维生素 C 含量多，那胰腺癌被称为万癌之王，唯一的一个原因，就是它非常恶。原来肺癌也有个癌王的称号，现在肺癌治疗进展很快，患者预后改善很多。

它总是悄无声息地来临，发现就是晚期，走时又带走很多云彩，几乎从不空手。

它 2008 年带走了笔者最喜欢的教授，卡耐基·梅隆大学虚拟科技的先驱兰迪·波许教授，没有兰迪·波许教授就没有酷炫的游戏画面，也没有迪士尼超棒的虚拟视觉体验。2011 年，胰腺癌又带走了两位著名人物，苹果公司的乔布斯和诺贝尔生理学得主拉尔夫·斯坦曼。

胰腺癌确实凶猛得有点过分了，以至于我们有必要在这里揭揭它的老底。

胰腺天生占尽了地理优势，跟谁都关系很近。但这也有一个弊端，就是一旦产生纠纷，谁都脱不开身。

胰腺左邻脾脏，与胃并行，右侧被一个大大的 C 字形的十二指肠包围，右上方是肝脏和胆囊，并且胆总管开口于胰腺里面。总的来说，胰腺处于关中地区，跟四周都有丰富的血管、淋巴、神经的联系，当胰腺发生癌变时，也很容易就转移到这些区域，增加治疗的难度。

胰腺功能的特殊性，也给了胰腺容易拖延的命运。

胰腺主要有两种功能，一种是分泌消化液，一种是内分泌功能。消化液以胰液为主，里面含有大量消化酶。而内分泌功能也很齐全，基本上属于股份制。胰岛 A 细胞占 20%的股，负责升高血糖，所以产的激素是胰高血糖素；胰岛 B 细胞股份最多，占75%，产体内唯一的降糖激素胰岛素；胰岛 D 细胞占 5%的股份，分泌生长抑素；最后一个，胰岛 PP 细胞，股份少得可怜，主要抑制胃、胆囊运动，分泌的激素称为胰多肽。

你看，胰腺的这些功能相对柔和，并不像心脏、肺脏这些动力型的器官那么激烈。就拿心脏来说，一旦停搏，那么人立刻昏厥休克，所以心脏病会发现得很及时。而胰腺癌由于影响的是胰腺的这些功能，所以早期的表现常常为胃口不好，上腹部的不舒服啊等一些柔和的症状，不足以引起人们的重视，从而造成了时间上的延误，所以胰腺癌常常发现就是晚期。

有了这两点作怪，你是否就能理解为啥胰腺癌这么凶神恶煞了？

胰腺癌的发病机制至今未明，90%的可能是与 K-ras 基因的点突变有关，所以医生们也有些束手无策。加之胰腺的位置很复杂，所以胰头部的手术难度堪称普外科最复杂的手术之一，仅次于器官移植。手术的 5 年生存率据研究统计仅有 1%~3%。

虽然统计数字这么吓人，但是我们也没有理由就这样放弃。新近的免疫疗法为胰腺癌的治疗提供了希望。

鉴于胰腺癌隐匿起病，又广泛转移，我们最好的方式，也许是调动起人体内部的免疫机制，让癌细胞钻到哪儿，免疫细胞就追到哪儿，就像响尾蛇导弹一样对癌细胞进行锁定，然后攻击。于是，基于这种方法，很多公司开始开发出免疫制剂。

2007 年，约翰霍普金斯大学研制了 GVAX 树突状细胞疫苗，2010 年，贝勒大学研制了治疗黑素瘤的树突状细胞疫苗，这些树突状细胞就相当于追踪信号，是能快速识别癌细胞的免疫细胞。当然，还有一些公司朝向免疫激活疗法，就是激发体内免疫系统的整体水平，使它们处于一个较高的警备状态，从而较猛烈地攻击癌细胞。虽然免疫疗法尚在研究阶段，但也为人类战胜疾病带来了一些曙光。我们期待未来胰腺癌能有更好的治疗方式。

7. 甲乙丙丁戊……这不是数数，这是肝炎

30 年前，你和工作没有距离，当时还不太清楚乙肝是啥；20 年前，你和工作差一个肝炎的距离，1994 年乙肝检测被正式纳入公务员体检的范围；10 年前，乙肝迎来了破冰之旅，国家人事部、卫生部推出新政，正式取消对乙肝携带者的限制；而现在，你和工作之所以还差着一些距离，是因为一群不了解肝炎真相而摇头

拒绝的人。

但是，并不是所有肝炎都具有很强的传染性，也不是所有肝炎都具有很强的破坏力。

甲乙丙丁戊，这五种肝炎性格迥异。

甲肝主要跟吃有很大关系，所以甲肝几乎不出现人直接传给人，而是通过粪便传给人，因为甲肝的传播途径为"粪—口"途径，经消化道传播。非常优越的一点是，甲肝大多可以痊愈，极少发生急性重症肝炎。所以甲肝是没有慢性携带者状态的，也不会发展成慢性肝炎。

与甲肝相似的，是戊肝，传播途径一样是"粪—口"，而且同样没有携带者、不会发展成慢性肝炎。大多数戊肝患者预后良好，但戊肝在孕妇中的死亡率可达20%。

乙、丙、丁三种肝炎都可以通过血液传播。而且，更奇怪的是，乙肝和丁肝的关系很近，就像乒乓球和球拍一样，乒乓球不需要球拍就能弹响，而球拍却需要乒乓球才能弹响。所以，丁肝病毒是一种缺陷病毒，相当于球拍，需要借助乙肝病毒才能拍得响，并引起慢性感染。如果没有乙肝病毒，丁肝病毒即使在体内，也不会作恶。

而乙肝病毒，常常通过血液、母婴和性等途径传播，丙肝病毒更倾向于血液传播，而且这两种肝炎病毒常常会引起急性、慢性肝炎。

长期的慢性炎症是容易致癌的，所以，乙肝、丙肝是有致癌性的。但是，也存在这么一群人，他们的肝很少有炎症，但是他们体内却有肝炎病毒，这就是我们说的携带者状态。然而，乙肝携带者即使不表现出肝炎，他们的乙肝五项也会蹦出那吓人的几个

"阳"，以至于生活及工作，也常受影响。

但是，常见的那些"阳"们，究竟代表什么意思？大三阳、小三阳又究竟代表什么？如果你真能看懂乙肝五项，相信你会特别想要其中的两个阳，因为这两个阳代表你身体的保护神，所以，与其看不懂"三阳"心里害怕，还不如看得懂"二阳"求得心理稳定。

不过要说乙肝五项，其实是一个很简单的睡前故事。

我们都知道乙肝是由乙肝病毒 HBV 引起的，这个乙肝病毒 HBV 穿了一件花外套，也叫乙肝表面抗原 HBsAg，这个就是乙肝五项中的第一项。

当乙肝病毒钻进肝细胞里面时，它的花外套就扔在了肝细胞的表面，不仅如此，乙肝病毒在肝细胞里还动用肝细胞的能量和资源制造它的花外套，源源不断地分泌到肝细胞表面，此时的肝细胞已经穿满了花外套，布满了乙肝表面抗原 HBsAg。所以，身体里的免疫细胞就会觉得这个肝细胞"花"的不正常，有问题，所以展开了对这个肝细胞的打击，于是，肝细胞破了，破了的肝细胞又释放了大量的乙肝病毒和他们的花外套，不断的级联反应，引发肝炎……

这么来看，如果出现乙肝表面抗原 HBsAg 阳性结果，往往代表已经感染了乙肝，病毒正在体内。

如果身体里有了乙肝病毒，免疫系统是不会放过它们的，所以免疫系统会制造抗体，抗体就像病毒的专属追踪器一样，能成功地标记病毒，让病毒变得醒目，引起补体注意，引发补体反应，从而消灭病毒，又或者与病毒配对，成功地阻碍病毒接触肝细胞，进而保护人体。所以，抗乙肝表面抗原的抗体，即"抗-HBs"就构成了乙肝五项的第二项。

它的阳性，代表体内有抗体，至于这抗体从何产生，可以是以前感染过身体自动产生的，也可以是没感染过但打过疫苗，还可以是急性乙肝的康复期。总的来说，乙肝表面抗体阳性代表好事。

刚刚说到乙肝病毒进肝细胞会发生复制，生产自己的花外套。那么评定乙肝病毒生产花外套的速率，就代表乙肝病毒的复制能力，即乙肝 e 抗原 HBeAg，这就是乙肝五项的第三项，它往往代表着乙肝的传染性，因为复制得越快越多，代表乙肝病毒越活跃。

凡是有抗原，身体必然会产生追踪它的抗体，于是抗乙肝 e 抗原的抗体，即抗 HBe，就构成了乙肝五项的第四项。

最后一项，也是一个抗体，叫作乙肝核心抗体，即 HBcAb。凡是感染后就会产生，因为乙肝核心抗原难以检测到，所以改测它的抗体 HBcAb 了。

介绍完每一项，你就知道大三阳，其实就是一三五阳性，翻译过来就是有病毒、正在复制、病毒的核心抗体。而之所以能检测到病毒，大多因为抗体不够，没有完全封闭这些病毒，所以大三阳的情况，就是敌强我弱，即代表着急慢性乙肝。

而小三阳，就代表一四五阳性，翻译过来就是：病毒，不再复制，病毒的核心抗体。所以，小三阳虽然也代表乙肝，但传染性上就大三阳来说就稍逊风骚。

至于，其他个别的阳性结果，你会发现一个有意思的结论。

一般情况下，抗体代表好事，抗原代表不好，而且，抗体和抗原几乎不会同时为阳性。因为他俩是配对的，只有剩余的和多余的才会被检测出来。举个例子，如果检测到乙肝的表面抗体，就偷着乐吧，这代表抗体把病毒中和后还有剩余，敌弱我强。而如果他们都为阴性，也不是配对得刚好，更大的可能性是，你压根儿也没有乙肝。

所以，不是所有乙肝都具有特别强的传染性的。

乙肝传染也是有固定途径的，不是所有接触乙肝的人都会得。乙肝也不是一个随意就能得的疾病。

先从自身来说，其一，每个人都有强大的免疫系统，想得一种病，跟病毒进入身体的数量和途径以及身体的抵抗力有很大关系。其二，乙肝是通过固定途径传染的，比如污染的血制品、母婴传播及性传播。这三种途径似乎都涉及了体液，相信你平时不会随意地将自己的体液飞洒，也不会随意接受别人的体液的。最后，乙肝疫苗我们从小就开始注射，国家早已把乙肝疫苗纳入计划免疫，从娃娃开始，我们体内就有了抗乙肝病毒的抗体。

而对于乙肝患者来说，三分靠治、七分靠养。

乙肝治疗的指南里明确提出，治疗的目标是最大限度地长期抑制病毒复制，减轻肝细胞的炎性破坏和肝硬化，从而改善生活质量和延长生存时间。

《慢性乙肝防治指南》2015年版明确指出，对于慢性乙肝患者，应首选低耐药的恩替卡韦、替诺福韦酯来治疗。而不是高耐药的替比夫定、阿德福韦酯、拉米夫定。

这些抗病毒药物、抗逆转录药物还会给九死一生的乙肝病毒成功补刀，尽力杀死乙肝病毒。

8. 当肝硬化遇上肝癌

> 题记：详解肝癌是怎样一步一步发生的

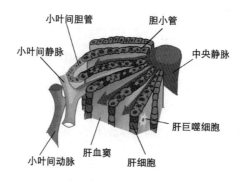

小叶间胆管　　　胆小管

小叶间静脉　　　　　　　　　　　中央静脉

　　　　　　　　　　　　　　肝巨噬细胞

小叶间动脉　　肝血窦　　肝细胞

8.1　不积跬步，无以恶成肝硬化、肝癌

可以想象，凡是长期反复破坏的，引起的后果必将是暴力的。

就像用一把小刀反复地去切皮肤，皮肤必然以瘢痕来终结此番折腾，这在肝脏里就叫肝硬化。若这把小刀变为一把带毒的小刀，那么皮肤就不仅是瘢痕了，还有可能会长脓疮、恶变，这在肝里就叫肝癌。

你可能还会有点疑惑，在肝里这把小刀究竟是谁？

其实，在肝里，这把小刀是很多物质，比如乙肝病毒、丙肝病毒、酒精、血吸虫、黄曲霉素等有毒有害化学品。这些东西都会导致肝细胞的死亡，然而最常见的，长期反复接触刺激的，还是乙肝病毒和酒精。

一般常识告诉你，肝细胞是全身再生能力最强的细胞，所以，你可能会这么想：不着急，死一个生一窝。

肝细胞再生能力强这话不假，1/4 个好肝就能再长出一整个肝脏。但是，如果你强大的肝脏在分裂的过程中有很多东西干扰，让它长跑偏了，那结果可就并非如你所愿了。

正常情况下，身体给肝脏里肝小叶勾勒的蓝图，就是要长得像蒲公英。也就是说，肝小叶是以中央静脉为圆心，肝细胞呈条状发散排列起来的，条与条之间的空隙叫肝血窦，这个将来"刷脸放哨"用。而一旦乙肝病毒强势来袭，肝细胞就会大量地死死生生，就在这种死啊生啊的过程中，肝小叶都长变形了，肝细胞改变了生长策略，开始抱团生长，身体也开始拉起了警戒，纤维组织增生。

这样的后果是，假小叶产生了。

正常的肝小叶像蒲公英，中间的杆就是中央静脉，用来把血注入，分散到蒲公英的各个间隙里，开始"刷脸排毒"。而现在，警戒线把蒲公英分成了大小不等的好多个球，这些球彼此封闭，幸运的球能圈到中央静脉，不幸的球根本没有静脉，所以，这样的小叶根本就没有分配到血液，当然就更不能给血液进行解毒了，所以这种小叶就是个典型的冒牌货。

而这种冒牌货由于是纤维组织圈起来的，不是正常的柔软的肝细胞，所以肝就会变硬，因此，肝硬化就是这么来的，肝硬化的病理表现就是有假小叶。

你可能还没有意识到，肝硬化了会发生什么？

魔鬼三部曲的节奏似乎是这样的：肝炎—肝硬化—肝癌。

8.2　蜘蛛痣和海头蛇，肝硬化的危害，久到离谱……

如果非用广度和深度来形容，那么肝硬化就叫作"从上到下、从里到外"；用全局的视角来看，就是"全方位九大并发症"；从时间的维度来看，肝硬化到肝癌会经历"7年之痒"；综合来看，肝硬化给人的感觉，叫"根本忙不过来"。

你肯定会非常疑惑，小小一个圈地运动，竟能引发如此多的问题？

其实不然。因为肝脏平时多任务处理，是个超级能干的器官，所以一旦肝脏失守，并发症就会多到离谱……

从位置上说，肝脏处在血液上行通路的关口，负责"海关"防疫。从肠道吸收进来的营养，要随着血液在肝脏进行安检。"蒲公英的杆"（中央静脉）就起到一个淋浴头的作用，将血液分撒到各个肝血窦里，血窦里充斥着各种免疫细胞，这些免疫细胞就会"盘查"过往物质，打击病原微生物。所以，如果肝硬化了，就相当于没了"海关"，肠道的病原菌会轻易入关。

从功能上说，一般的细胞一个核，肝细胞常常多个核，所以它生育力强，给一点儿肝，它就灿烂。不仅如此，除了核之外，肝细胞里还有很厉害的化工厂，它主要包括两个部件：粗面内质网和滑面内质网。

粗面内质网盛产血液中各种重要的蛋白：清蛋白、脂蛋白、补体蛋白以及凝血酶原。这些蛋白的一个大贡献，就是稳定了血液的渗透压。而肝硬化情况下，这些物质统统减产，会出现低蛋白血症，血液就会变得稀薄，通过血管的间隙漏到组织中，于是，这个人常常腹水。而凝血酶原的缺乏，会导致人们容易出血和贫血。

滑面内质网功能就更多了。它主要合成胆汁和进行脂肪激素的代谢，并对肠道来的有毒物质进行解毒等。所以，肝硬化时，肝细胞被破坏，胆汁入血，这个人常常会有黄疸。而胆汁如果不进入消化道，那么营养的吸收就成了问题，脂肪代谢也会紊乱，人就会营养不良。再者，身体里的电解质会发生紊乱，肝脏解不了毒，对激素的灭活水平下降，身体在过量雌激素的情况下，就会出现肝掌和蜘蛛痣。

虽然你有蜘蛛痣，但你不是蜘蛛侠，蜘蛛侠不会出现"肝硬化"。

如果到这，你就觉得肝硬化带来的后果太多了，那你就把肝硬化想得太简单了，事实上，最致命的后果还没有说到呢……

其实，肝硬化最致命的后果，跟它的血管是有直接关系的。任何牵扯到动力问题的，都是大问题。

肝脏处于一个交通要道，也就是血液上行的必经之地。这里每天车马成群，如果突然有一天这个要道被纤维结缔组织封住了，那么对于单向循环的血液来说，后果将是恐怖的。因为血液会挤满乡间小路，绕路上行。

于是，肝硬化所致的上行主干道拥堵，产生的高压就叫门静脉高压，后果就是会产生大量腹水，腹水又是细菌最好的培养基，于是引发细菌性腹膜炎。而血流不走主干道，改走乡间小道就称为"条条大路通罗马，后患无穷"。

这后患无穷里，较早出现的，就是脾大。因为脾脏除了是我们机体的保安司令部外，还是人体最大的储血库，当发生血瘀，血走不过去了，血库的血爆棚，于是，脾大了。

血沿向上的乡间小路，还会造成食管胃底静脉曲张。这个算是最凶险的了，就像是一个个薄皮的灌汤包子围绕着食管，殊不知，哪天吃个硬煎饼或者吃个苹果，就会将包子的薄皮刮烂，汤汁顺势流下，只不过，这个汤汁不是别的，正是鲜血，后果轻则贫血，重则失血休克死亡。毕竟，整个食管排布的都是满满的"灌汤包子"。

向下呢？血走的路径会造成直肠静脉曲张，这个也挺恐怖，就相当于灌汤包子在肛门，当你便便用力过猛或者便秘的时候，经过直肠的便便就像一把锋利的刀子瞬间切开了薄皮大陷的包子，于是血花飞溅，还是会失血休克。

那这乡间小道四通八达，不光是走上下，还走前后，向前充血，会引起脐周围静脉曲张，说白了，就是以肚脐眼为中心，四周都是充血的血管。看起来跟个太阳一样，发出万道光芒，所以这种现象也叫"海头蛇"。再说向后，向后充血会引起腹膜后的静脉曲张。

这仅仅是说了血绕道行走引起的后果，至于血通向的器官，因为血供不足它们也会产生疾病。所以，又会出现肝肾综合征，因为血没法营养肾，所以肾衰竭了。肝肺综合征，因为血的质量差了，血没法携带足够的氧气，于是人又会缺氧、发绀、呼吸困难。肝性脑病是因为肝脏没有办法很好地解毒，导致从肠道而来的大量的氨进入大脑，发生中毒。所以肝性脑病的人，会出现人格尽失，精神错乱、昏迷、震颤，不省人事。所以，这个时期，也是一个关键的时期，要严格控制蛋白质的摄入，及时通便，口服乳果糖，注射左旋多巴等。

至此，肝硬化到底能给人带来什么影响，我这里才大概地、初级地说了一说，如果你想了解更多更细致的，那真的是要久到离谱……

所以，对待严重肝硬化的患者，医生护士是真的忙不过来……

8.3 经不住乙肝的诱惑，7 年之痒，就成肝癌

◀€ 癌症是有门道儿的

如果我们对容易发生癌症的器官做个排序，你会发现，里面原来竟有这样的规律？

我国城市居民恶性肿瘤排前五的分别是：肺癌、肝癌、胃癌、食管癌、结直肠癌。

这里的顺序恰恰跟我们从外界汲取营养的顺序一致。

我们需要从外界获取的，无非就两类：气和营养。所以，你看出来了吗？

气体的防疫站在肺，营养的防疫站在肝，而输送营养的通道就是胃、食管、肠。你肯定纳闷儿，为啥没有小肠癌？

这就跟下面要说的一条有关了，你可以发现，爱得癌症的器官都是比较脏的器官，空气很脏所以肺癌高发，胃、食管、结直肠相比于小肠来说，更暴露于外界，容易受病原菌的污染诱发癌症。

加气、加营养、加速之后的血，相对干净，加速对应心脏，你会发现心脏以后的器官，很少得癌症。

你没听说过心脏癌、脾脏癌吧，这些个器官，没有直面惨烈的病原菌，所以很少受到病毒的骚扰。

你是不是觉得奇怪，为啥病原菌一骚扰，就得癌症？

◀€ 骚扰之后，易得癌症

如果你问癌和正常细胞有啥区别？我会说："不听管教，想生就生"。

如果你问癌坏的本质是啥？我会说癌有三坏：占坑、扩地、猥

裹细胞。

我们的细胞都是由一些碱基 A、G、C、T 来编写指令的，A、G、C、T 编写出来的编码就类似于法律条文，是每个细胞都必须遵守的。所以，正常的细胞会响应国家号召，实行计划生育，这样才有了你身体的井井有条，一切都按计划生长，即使遭遇外伤、炎症等，A、G、C、T 还会制造"准生证"来申请多造细胞来修复。

而长期的慢性炎症，比如乙肝没有积极治疗，乙肝病毒就会钻进肝细胞的编码区，进行捣乱。病毒会让肝细胞的 A、G、C、T 不停地写错别字，这个就相当于"突变"。

而对于肝癌来说，骚扰肝细胞编写法律条文的因素很多，比如：乙肝病毒、酒精、黄曲霉类、亚硝酸盐、血吸虫等。另外，如果本身你体内的 A、G、C、T 就是个错别字大王，那原发性肝癌的发生概率也会很大，这个对应的就是遗传因素。因为肝癌的家族聚集现象是与遗传易感性有关的。

所以，突变之后，细胞会按照错误的法律条文行事，而错误的法律行文经常是这样编写的：复制—粘贴—不许长大—快生孩子→复制—粘贴—不许长大—快生孩子→复制—粘贴—不许长大—快生孩子……（正常的法律：长胳膊—长腿—长情商—长智商—可以生了—不能生了—该退休了）

这样导致了一个后果，癌细胞的单克隆繁殖。也就是说，很多幼稚的癌细胞共同拥有一个幼稚的爹，而且，它们长得几乎一样。当它们聚集在一起，就形成了"肿块儿"。

而这些疯长的癌细胞，偏偏非常幼稚，生命力旺盛。这就带来一个后果，即耗用你体内的各种营养，给别人家养孩子。这怎么讲呢？

癌症三坏：占坑、扩地、猥亵细胞。癌细胞因为幼稚，所以没有功能，不会长得跟成熟肝细胞一样行使解毒功能，它什么都不会，还要吃要喝，抢别人的营养，占别人的地盘，让正常的肝细胞没空间没营养，发生死亡。

第二，它会扩地。也就是说癌细胞不像正常细胞在规划好的田地里工作，它们太幼稚了，以至于产生的表面黏附分子太少，于是会很容易就脱离组织，游荡到其他地方要吃要喝，在那里生根发芽。这就是我们常说的癌症转移。

第三，癌细胞会猥亵其他细胞。正如黑道老大出场还会雇保镖一样，癌细胞为了躲过免疫细胞的巡查，它会雇血小板为保镖，凝集成团，形成不易被免疫系统消灭的肿瘤细胞栓。另外，癌细胞由于突变的点不一样，错别字跟错别字写的不一样，所以很难人工地制造针对于多种错别字的抗癌抗体，这也是癌症治疗难的一个原因。

所以，肝癌就是这么来的，也是这么转移的。肝癌最容易肝内转移，对于肝外转移来说，肝癌最易侵犯肺脏。

而肝癌的各种表现，其实跟肝硬化的表现类似，近乎完全相同。

不一样的是，肝癌的检测方法会更多样。

肝硬化主要是圈地运动导致的结构改变，而肝癌不仅有结构的改变还有细胞的改变，所以肝癌的检测方法会更多样一些。比如：肝癌的一些标志物：甲胎蛋白 AFP 就被广泛应用，当它大于400ng/L 时，排除妊娠外就可确诊肝癌。其他的包括血清岩藻糖苷酶 AFu、异常凝血酶原 APT、α1-抗胰蛋白酶 AAT 等。

宏观上的，你将会经历的检查是：腹部 B 超、CT、PET-CT、MRI、选择性肝动脉造影，肝脏穿刺等。当这些结果出现阳性，要高度怀疑肝癌。

不过，对于癌症，相信你最关注的，还是怎么治疗吧？

《甄嬛传》里娘娘们的一些方法，倒是可以借鉴借鉴。

（1）"下药放毒"——这招对应的治疗方式就是放、化疗。放、化疗药会不分好坏地把这一片的细胞都杀死，等待机体的自我修复。

（2）"放火烧火"——对应的就是海扶超声波和射频消融，这两种方法都是针对特定区域，进行高温灭菌，然后等待机体的自我修复。

（3）"关禁闭，禁水食"——这种方式对应的是肝动脉栓塞，肝动脉栓塞后阻断了肿瘤细胞的血供，就相当于饿死肿瘤。

（4）"砍头"——这个就是最常见的手术了，哪坏了就切哪。并且，对于微小肝癌来说，手术后的 5 年生存率可高达 90%。

（5）如果坏人太多，不如重写剧本——这个对应的方法就是肝移植，把病肝完全切除，安上健康人的好肝，让肝脏不断再生，长出一个完整的肝。你知道的，给点阳光，肝就灿烂。

9.当"胆结石"发生卡压，就会黄了皮肤，白了粪便

如果没了胆汁，那么世上就会少了一个"便黄色"，多了一个"便白色"。

所以，"便黄色"在一定意义上代表着胆汁健康，是个褒义词。

然而，如果胆囊突遇结石，尤其是这石头又卡在胆总管，那么，大便将会变白，而皮肤将会染黄，于是，黄疸出现了，大便却成了白陶土色。

你肯定纳闷儿，这里面究竟是什么逻辑？

首先，如果你以为胆汁是胆囊产生的，那么你就大错特错了。胆汁的原产地在肝脏，是肝脏强大的物质代谢功能合成了胆色素、胆固醇、黏液物质等，这些物质共同构成胆汁。

在正常情况下，肝脏里是既充斥着血液又合成着胆汁，但你并没有黄疸。一个重要的原因是，血液和胆汁走的路径不同。肝细胞和肝细胞彼此手拉手成排排列，血液在肝细胞的前后面进行物质代谢交换，而胆汁则通过肝细胞的侧面，也就是肝细胞手拉手连接的那个小管进行传输，所以，血液、胆汁分道扬镳。

而一旦结石堵住胆总管，胆汁就会逆流而上，顺着肝细胞手拉手的那个小管侵袭肝细胞，一旦肝细胞死亡，这个位置就相当于有了个缺口，那么血液和胆汁就会混合，形成黄疸，而肝脏也会因为胆汁而发生胆汁淤积性肝硬化。

所以，结石其实不可怕，可怕的是结石的位置在哪。在胆囊还是在胆总管，那后果可有天壤之别。

你是不是有点疑惑，为什么在胆囊就没事，胆汁也不是胆囊产生的，胆囊究竟干了什么？是不是在好吃懒做？

其实胆囊形状上相当于一个盆，接着肝脏合成的稀稀落落的胆汁，就功能来说，胆囊就是不断搅拌、浓缩这些胆汁。

当有食物进入肠道，胃肠会进行一些生理反射。于是，胆囊收缩，胆囊将胆汁喷向胆总管，从那里进入肠道，给食物们上色，于是，大便黄了。

你有没有感觉，刚才提到的这些功能，似乎与胆结石没有丝毫的关系？确实，擒贼还要先擒王，往往胆汁的配比异常才是胆结石的罪魁祸首，胆囊其实有点像替罪羊。

这就像一台搅拌机，石子和水配比正常时，搅拌出来的是正常的水泥。当石子开始非常多而水非常少时，搅拌出来的还是石头，你会认为是搅拌机的错吗？搅拌机不仅没错，相反搅拌机还是受害者，因为石头多了对搅拌机来说也是一种伤害。

而现在，胆囊就是那台搅拌机，肝脏控制着石子、水的配比。石子就相当于胆固醇，那种浓浓腻腻黏稠的东西。水相当于胆汁酸，就是含有离子的稀稀的液体。这些都是在肝脏代谢，由肝脏传给胆囊。

所以，当任何原因导致胆汁里胆固醇的含量增高或者胆汁酸的含量减低，就容易产生胆结石，换句话说，就是那浓腻的东西多了，而清水一样的东西少了，物质就容易浓缩，伴随着胆囊的不断搅动，结石就这么形成了。

常见的能导致胆固醇升高而胆汁酸降低的原因，跟你的饮食有很大关系。比如，看见肥肉和巧克力就两眼放光，习惯高脂肪饮食，高脂血症，肥胖，糖尿病，雌激素多，这些构成了胆结石的主要原因。另外，如果有胆囊炎、胆道感染也容易诱发胆结石。

结石的大小和位置，常常决定是取结石呢，还是不取呢？

就像是一个盆，容积很大，里面混杂一两颗小石子常常没有什么大碍，盆还可以照常排水。当忘情地大餐过后，盆会猛烈收缩，将小石子往外排，这就相当于排到了胆总管，管子跟盆相比就会细很多，很容易堵塞。而当堵塞发生，就会发生胆囊发炎，引发寒战高热、腹痛；胆汁流不下去就会发生黄疸，所以，"寒战高热、腹痛、黄疸"就被称为典型的 charcot 三联征，也是肝外胆管结石的主要症状。

所以，如果结石在胆囊，你又能管住自己的嘴，不暴饮暴食，不吃高胆固醇的食物，不增加额外的结石的话，那么无症状的胆结石多不需要治疗。而如果结石数量多，直径大于 2~3cm，胆囊壁钙化或者含有慢性胆囊炎，胆囊息肉大于 1cm 的人，还是先咨询医生考虑手术比较合适。临床上的病情是复杂多变的，是否需要治疗和如何治疗，皆应遵从医生的医嘱为准。

10. 胃酸胃痛胃溃疡，哎呦你广告背得不错

10.1 如果没了胃，世界将怎样？

我知道你不仅会说"胃酸胃痛胃溃疡"，还会说"1234 胃必治"，并且脑海里能迅速回忆起胃病的经典标志性广告：右手捂着胃，原被工作累，表情特别醉。

没错，为了赚到足够的"维生素"（维持生活的要素），人们常常在高压下工作，不思茶饭，废寝忘食；抑或是大获全胜，一高

兴就暴饮暴食。

真是如若嘴能随心所欲，胃病必将如影随形。正是因为此，才使得胃病在人间横行霸道，风生水起……

不过，你有没有想过一个情况：如果没了胃，世界将怎样？

想必你可能会思索良久。曾经我拿这个问题问过身边的非医学朋友，他们毫不犹豫地说："那拉出来的青菜还是青菜，没有胃好恐怖，人还能不能活？"

那么关于胃的第一个伪命题就是：没了胃不消化，青菜还是青菜。

如果你知道胃在消化界只能算是一个小咖的话，你就会知道，人没有胃当然能活。这是因为比胃具有更大消化功能的是肝、胆、胰腺和肠，胃分泌的胃酸只是整个消化生产线上的一部分，虽然每天产量 1~2L 与胰液基本持平，但功能上会稍逊风骚。它能解决的问题只能是灭活一些物质和分解蛋白质，而既能分解蛋白质又能分解糖、脂肪的是胰液、胆汁和小肠液。

你肯定疑惑了，那胃究竟干了什么？为什么潜意识里的胃功能如此重要？

其实，这么说吧，如果你把胃看成是一个松紧带，你也许就能明了胃的苦心。

真实的胃跟松紧带长得还真有几分神似。松紧带正常情况下皱皱巴巴的，胃在没有进食、空腹的时候，也是皱皱巴巴的。这些皱巴的腔隙里，就藏着分泌胃酸的腺体，它们能源源不断地分泌盐酸和胃蛋白酶原。酶原相当于没有激活的消化酶，它常常需要激活才能变成胃蛋白酶，从而消化食物。

而胃之所以没被自己消化，除了酶原这层因素外，另一个重要的因素是因为它给自己的松紧带上搽了一层水。这层水类似隔离霜或者 CC 霜，起到了隔离防护的作用，这层水就是碳酸氢盐屏障。如果你简单地了解点化学知识，你就能想到，盐酸是强酸，有很大的腐蚀性，pH 为 0.9～1.5，碳酸氢盐是弱碱，这样酸碱就能中和，能保护胃黏膜。而一旦这层受损，就很容易发生——溃疡。

进食后的胃，由于食物把胃撑大，把松紧带撑开，那些缝隙里的消化液就能很好地接触食物，用强酸的威力来杀灭食物中的细菌，用蛋白酶来分解食物中的蛋白质，用胃丰厚的肌群来不断地收缩搅拌食物，等搅拌匀了，再把它们一起排向幽门，进入十二指肠。

值得一提的是，对于胃，它还分泌一种重要的物质——内因子，没了它就会引起巨幼红细胞性贫血。说白了，这个内因子就是一个保护套，专门保护维生素 B_{12} 不被水解，一直护送它直到回肠。而维生素 B_{12} 的重要价值在于，它可是红细胞合成的必备营养品，少了维生素 B_{12}，就会发生"红细胞三聚氰胺事件"，长成大头娃娃细胞，也就是巨幼红细胞，这种细胞不是正常的红细胞，所以会发生贫血。

10.2 胃炎引发贫血，溃疡原被细菌累

关于胃炎和溃疡，有两个男人的贡献必须要提一下，一个男人在 1822 年被枪打穿了胃，另一个男人，为了证明自己，一气之下怒喝一杯细菌水，从此才揭开了胃炎、胃溃疡的真实原因……

1822 年，一位叫圣马丁的人被枪击中了胃部，之后他的胃与皮肤形成了一个永久性的通道，每天都会有液体从这个通道里流出，这给了约翰·杨（John Richardson Young）一个千载难逢的研究胃液的机会，由此，约翰·杨提出了胃液的消化作用来自其酸性

的本质。

而若这胃液酸得不恰当，往往就会引发很多问题，尤其是溃疡。

可是，你不觉得奇怪吗，胃有自己的隔离霜，怎么就一下腐蚀了自己，造成胃炎和溃疡呢？

要说这第二个原因，就要提到这第二个男人。论学历来说，这第二个男人可是诺贝尔奖得主。当年诺贝尔奖得主马歇尔为了证明幽门螺杆菌能导致胃溃疡，一气之下怒喝一整杯幽门螺杆菌溶液，结果真的胃溃疡了，于是，2005年的诺贝尔奖就奖给了他们，以表彰他们在消化性溃疡领域所做的贡献。

后来，人们发现幽门螺杆菌不仅是导致溃疡的最常见原因，也是导致慢性胃炎的最常见原因。

如果说碳酸氢盐屏障是胃的隔离霜或者CC霜，让胃免受胃酸的侵扰，那么幽门螺杆菌就相当于"黑头"，它们藏在隔离霜内，让隔离霜罩着它们活得逍遥，所以这也是幽门螺杆菌难于自我清除的一个原因，它们扎在了胃的自我保护圈内。

但是，这个"黑头"可一点都不消停。它们身上那一根永不停歇的鞭毛，不停地鞭打着下层的黏膜细胞；它们的尿素酶分解尿素产生氨，来生产自己的"BB霜"，因为氨能和胃酸发生中和反应，以稳定从上方漏下来的胃酸不要消灭自己；第三，这个"黑头"还会产生氨及空泡毒素来污染下方的细胞，让下方的细胞发炎。最后，"黑头"上的lewisX及lewisY抗原会引发自身免疫反应，加重炎症。于是，"黑头"幽门螺杆菌成功入驻，引起了人们的胃炎、溃疡。

不过，虽然它作恶多端，但还是不敌人类有智慧。聪明的人类早已想出拔出"黑头"的各种方法，所以，胃炎和溃疡在有效的治疗之后，患者往往能很快康复。

不过，幽门螺杆菌仅仅是胃炎和溃疡的最主要病因，除了这一因素，胃炎、溃疡还跟其他因素有关，如长期服用非甾体类抗炎药物，长期吸烟，精神紧张，饮食不规律等。

对于胃炎来说，虽然诱发因素与溃疡有几个是相似的，但胃炎远轻于溃疡。它的病因常常因为胃酸突遇从十二指肠反流上来的碱性消化液——胃-十二指肠反流是慢性胃炎的一个重要病因。

如果是因为自身免疫导致的胃炎，那么人体就很容易贫血。因为它攻击的是壁细胞里的内因子，当内因子没了，维生素 B_{12} 就会就地失活，导致巨幼红细胞性贫血。

说到这里你是不是对胃炎、溃疡的机制豁然开朗？

相信你会对它们的检查更有兴趣……

10.3 胃镜不是危言耸听，而是买一赠四

知道了胃炎和溃疡是怎么一回事之后，你肯定最关心检查吧，因为恐惧之心人皆有之，害怕做胃镜的又不止你一个。曾经在医院的走廊里，无意间听到一个刚做完胃镜的大妈，对着将要做胃镜的年轻小姑娘说："那么粗的管子，从我心脏里穿过去了。"小姑娘听完就跑了……

我想说，我要是没学过解剖，凭我运动员的身体素质，肯定比小姑娘跑得还快。可事实是，做完胃镜的人们都静静地坐在候诊室里，等待胃镜报告。

这充分证明，如果心和胃非要攀亲戚关系，那么它们的关系可能连半毛钱都不到。心前后连的是大血管，胃上下走的是消化道。胃镜会顺着口腔—咽—食管—胃—十二指肠的顺序前行，一直都走

在消化道内，根本就越不出消化道厚厚的肌肉圈，何来插穿心脏？

胃镜就像一双电子眼，伸进你的胃里一探究竟。它最大的优点就是：如果你做了个胃镜，就相当于医生给你免费检查了口—咽—食管—胃—十二指肠，买一送四。而且，胃镜能很直白地显示黏膜的颜色、病理状态，抓拍照片，并且看到可疑的地方还可以取组织做活检，可谓一步到位。

惟一的一个小缺点可能就是恶心，通过局部麻醉，一般人都能耐受得了。另外，现在也有无痛内镜检查。

除了胃镜，针对致胃炎、胃溃疡最普遍的幽门螺杆菌，一个呼气实验就能轻松搞定，这个呼气实验就是著名的 C_{14} 或 C_{13} 呼气实验。当怀疑为自身免疫性胃炎时，还会加测抗壁细胞抗体、内因子抗体以及维生素 B_{12} 的水平。这些其实都是针对它的发病原因测的。

10.4 一幅壮丽的落日景，阐明溃疡治疗的层层细节

对于"痛痛痛"，相信你会"扛扛扛"。

胃炎导致的胃痛，也许扛扛真能过去。而溃疡导致的胃痛，还是别扛的好。你要问为啥？我会说，溃疡的痛不好扛……

胃炎大多为上腹不适、饱胀、烧灼感等，自身免疫性胃炎会发生贫血。就痛感来说，它们会比溃疡轻很多。

溃疡一来，就会先在痛阈上预警，会有周期性节律性的上腹痛。一个有意思的现象是，饭前痛和饭后痛，表明溃疡的位置大不相同。

因为胃通过收缩来搅拌食物，所以当胃开始搅动，把食物挤向了溃疡面，毫无疑问，那痛的酸爽，会让你立刻撂下碗筷，所以，胃溃疡的表现是饭后痛。

而十二指肠溃疡恰恰相反，它的表现是饭前痛。也许从上下游的位置关系你会更好理解，饭前痛常常意味着胃空了，肚子饿了，此时胃酸会顺着幽门灌进十二指肠，当强酸进到生活常态为弱碱性的肠道里，尤其是有创面的肠子，那肠子也会痛的酸爽，于是，十二指肠溃疡的患者常常在夜间、在饭前、在空腹的时候痛。

你要问这痛有啥不好？

我会说这痛挺好的，是一种警醒；否则，若没了疼痛预警，溃疡就会被放任，会把胃和肠子慢慢腐蚀。腐蚀浅一点的，会出现出血，黑便（柏油样大便）是溃疡比较常见的并发症。

再深一点的，溃疡就会引发穿孔，胃穿孔或者肠穿孔。无论哪一种，都叫痛得要死，因为当消化液流进腹腔，引起的就不仅仅是弥漫性腹膜炎了，还会腐蚀邻近的器官。

另外，如果溃疡发生在本身很狭窄的地方，比如幽门。还会引发幽门梗阻，这相当于在胃排出口设置路障，所以，食物不易通过，吃进去什么还会再吐出来，会呕吐隔夜宿食。

虽然溃疡引发的后果是连痛带血，但溃疡的治疗并不复杂。

首先是抑制胃酸，抑酸药里最强的要属 PPI 类的药物，一听药名你就熟悉，是以奥美拉唑、埃索美拉唑为代表的质子泵抑制药。而次弱的抑酸药要属 H_2 受体拮抗药，代表药是法莫替丁和雷尼替丁。

同时要杀菌，也就是去除幽门螺杆菌。抗生素是最好的去除幽门螺杆菌的方法，而它的代表药是克拉霉素和甲硝唑。

还应保护胃黏膜。所以以铋剂为首的类似"面膜"的东西，就能很好地覆盖在溃疡面上，防止酸水再次袭击。代表药有铋剂、氢氧化铝凝胶。

11. 烧心反酸胸口痛，胃食管反流就爱"出尔反尔"

当胃食管发生反流，你会发现，上不来的是气嗝，下不去的是酸水，躺下就涌上，涌上易分叉，分叉走偏的酸水，还会诱发咳嗽、哮喘、咽喉炎。

相信大家从小到大，都多多少少地体会过反酸水，而频繁的严重的反酸，就要算胃食管反流病了。

食管作为一个中空的管道，本身并没有什么错，只是通过自己一下一下地收缩将食物挤到胃里去。胃液本身也没有什么错，就是用来消化食物和杀灭细菌的。

但是，当食管频繁地与胃液进行接触，就是贲门的错了。

正常情况下，胃有上下两个把门儿的，上面的门叫贲门，下面的门叫幽门。进食的时候，上门开下门闭，使胃来装得下更多的食物。消化的时候，上门闭下门开，这样胃就能很好地通过收缩搅拌，把拌匀的食物通过下门排进十二指肠。

然而，胃食管反流病的情况是，不管胃在干什么，上门一直开着，这个在学术上叫作食管下段括约肌（LES）结构受损或 LES 功能障碍。常见的，贲门失弛缓症手术后，食管裂孔疝，腹内压增高等都会引起 LES 结构受损，而高脂肪、巧克力饮食常常导致 LES 功能障碍。

于是，没了把门儿的，酸水就会时常冲刷食管。而如果食管的自我清洁作用下降，就特别容易禁不住酸水的冲刷，引发 Barrett 食管。Barrett 食管是一种病理变化，癌前病变，是原来的食管细胞（柱状细胞）不耐磨禁不住酸水冲刷，而身体为了对抗酸水，让另一种耐磨的细胞鳞状上皮来替代原本的细胞，这个变化的术语叫作化生。

所以，胃镜下见 Barrett 食管，常常提示胃食管反流。

但，这种反流可真让人非常不爽，因为在你刚躺下准备睡觉的时候，酸水常常反上来，而你精神的时候，酸水却很安静。

其实，这就相当于一个没有盖的半瓶酸水。当瓶子直立的时候，就算把瓶子捏几下，水也将达到溢出的水平，而当瓶子躺下，就算没人捏瓶子，水也会自己往外淌。

所以，LES 结构受损的人，站着还好，若弯腰、躺下或者腹压增高时，酸水反得就会频繁。

看到这儿，你是不是都猜到它的治疗方法了，这种病并不复杂，所以治疗方式也很简单。

如果这胃上面没了把门儿的，我们又很难去命令这个把门儿的，那么一个办法是，反上来的液体别太劲爆，如果能反上来类似白开水样的那么温和的液体，那食管黏膜也不会遭受损伤。于是，这种办法对应的就是抑酸剂和中和剂。抑酸剂对应奥美拉唑或者埃索美拉唑，中和剂对应铝碳酸镁。

第二个办法就是，因为胃在不停地运动，我们希望它能把食物和胃酸过多地下排，这样当胃里空空如也，也没什么能反上去的了。这种方式对应的就是以促胃动力为主要作用的一类药，包括多潘立酮、莫沙必利等。

但是，胃食管反流病，经常"出尔反尔"，你以为好了，结果隔几天又犯了。所以它常常需要长时程地进行维持治疗。

呼吸系统

呼吸系统其实讲的是一个历经磨难，千里寻妻的励志故事。

氧气要想见到自己的妻子红细胞，需要经历九九八十一难，这第一难就是怎么搭顺风车的问题，常见的慢阻肺、支气管哮喘都会让氧气搭不了顺风车。

即使乘着风走了，氧气还要在到站后翻越崇山峻岭。

最基本的，它需要翻越六座大山，而且在翻山时还要经历层层考验，它有可能会遇上土匪抢劫（肺炎、肺结核、SARS）、有可能遭遇泥石流被石块袭击（肺心病、心力衰竭）、有可能山被封锁（肺纤维化），总之，跨越层层障碍，氧气才能到达离红细胞最近的地方，然后静静等她……

可是，就连等妻子，都是个技术活。因为如果遭遇肺梗死，那么，氧气和它的妻子，只能隔墙相望，孤独终老。

但幸运的是，每一个呼吸系统健康的人，氧气都会成功牵手自己的红细胞。

如果你想知道自己的呼吸系统多么强大，势必会想知道它这一路都经历了什么？而它所经历的，就在下面……

1.一个空管一个泡，这气必须这么"吹"

如果你小时候吹过泡泡胶，那么你会很容易弄懂肺的呼吸机制。

就拿我小时候吹过的泡泡胶来说，大体的步骤是：把胶挤出来，挤出的那一坨胶盖在空杆的前方，然后用力吹，你就能看见泡泡变大了，最后变成了一个大泡泡。

虽然肺里的泡泡比这个更高级，但最原始的结构还是与这个是相似的。

1.1 那个神奇的空管——气管

吹泡泡胶的时候，气体需要经过一个空管才能到达泡泡里。同样，在人体，气体也先经过气管才到达肺泡。

你要问气体经过气管，有啥好处？

我会说，气体会留下"买路钱"。

因为，负责通气的仅仅气管一条路，我们没有鳃一样的东西能帮助我们从水里过滤出氧气，所以气管会极力摆出一种"此树是我栽，此路是我开，要想从此过，留下买路钱"的霸气态度。

但是，气管这"买路钱"却要得特别好。

因为，不算 PM2.5，就是正常的新鲜的空气中也夹杂着很多灰尘、病原菌等，我们吸入的空气是有菌的，但是，我们却很少得肺炎。一个重要的结构就是，气管有自己的清洁装置，而它要的"买路钱"正是空气里的灰尘和病原菌。

气管在沿线就安排了很多清洁工（纤毛细胞）、保安（杯状细胞）和 Clara 细胞（分泌细胞），并且让这些细胞不断分泌黏液和蛋白水解酶来困住和杀死病菌，并且不断地用纤毛清扫沾了灰的黏液，一直把它们扫到喉这个位置。于是，出于本能的反应，你会"咳，呸"，将气管的劳动结果喷出口外。

但是，其实气管更想让你尊重它们的劳动杰作，至少要给这些杰作打包带走，也就是说，咳在纸巾里会好一些。

当气体留下了些许灰尘和病原菌后，再往里走的气体就会干净一些，而气管为了迎接它们的到来，特地调好了温度和湿度，好让它们在管道里走的舒服。

1.2 气管的尽头是泡泡，这里藏着一张肺功能化验单

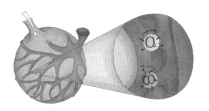

就像吹的那个泡泡胶一样，气管的尽头就是肺泡，这可是氧气要翻越的第一座大山。

为什么说这是第一座大山呢？

主要是因为它是氧气要穿过的第一个结构，而且它将和气管一起决定氧气能否搭顺风进来。

你可能觉得奇怪，为啥它就能决定氧气的进出？

其实，一个好汉三个帮，它之所以能决定氧气进出（微观上讲），是因为宏观的肋间肌和膈肌在拽着肺上下运动，不断扩大缩

小，而肺里大部分都是肺泡，所以，这也等于间接地在拽着肺泡扩大缩小，产生一个压差，于是就会产生气进气出的效果。

所以，我们吸气，不是因为风太大了以至于灌进肺里了，而是因为我们的肺泡扩大了，产生的负压将气吸进来了（注：此负压针对于大气压来说，意思是说气压比外界大气压低，形成压差，所以气体从气压高的地方流向气压低的地方，气体进肺）。相反，如果我们想呼气，肺泡就会不断缩小，把这些废气挤出去。

所以，如果你能气壮山河地吼一嗓子，从医学上讲，也许你在向我们炫你的肺泡超级 Q 弹。而作为普通的大多数，我们不用氧气面罩或者呼吸机，也是低调地在说明我们有一个 Q 弹的肺泡，时刻在帮助我们进气出气。

而关于 Q 弹的肺泡怎么测量，其实一直以来你都测过。

如果你还记得体检单里有一项叫肺活量，那么此时，你就会豁然明了肺活量的意义。肺活量的间接意义，其实就是代表着肺泡扩大缩小的最大能力。而如果你在医院做过肺功能其他检测，你就会发现，医生们会横着竖着想着法地测量肺泡的其他能力。

比如，肺功能化验单上会出现"肺总量 TLC"，也就是说尽全力调动全体肺泡尽力扩大后，能吸引进来的总气量，反映最大限度能撑进你的肺的气体量。

因为正常情况下，尤其是安静的情况下，肺泡很懒，不会全部上班，只有一部分肺泡会扩大缩小，吸引的气体够你用就行，而这部分气体有个专属名词叫"潮气量 TV"。

但是，如果你想爬个五楼或者跑个 400m，这点气量是明显不够的，于是，原来那些不工作的休息的肺泡，就会加入进来，让你再多吸入一些气体，而这部分气体恰恰能反映你肺的应急储备能力，也叫"补吸气量 IRV"。当然，如果你用力呼气，导致肺泡关闭得比正常多，这部分气体就叫"补呼气量 ERV"。

而你最熟知的肺活量，恰恰是你先大力吸气再大力呼气后，尽力呼出的气体总量。也就是说，它 = 补吸气量 + 潮气量 + 补呼气量。

又因为你就算再使劲地呼气，也不能把肺变成真空的，肺里总是会残留一部分气体，所以这部分气体又有了一个名字，叫"余气量 RV"，它常常比较固定，在 1000~1500ml。而开头的肺总量就是全部气量的和，也就是肺总量 = 补吸气量 + 潮气量 + 补呼气量 + 余气量

你可能会问，知道这些有什么用？

如果你知道这些，你会发现一个有意思的现象，有的疾病会让你进气很困难，有的疾病会让你出气很困难，而这些，都会导致上面的这些指标有的升高，有的减低，从这升高减低的数值中，我们就会初步判断得的是哪一种疾病。

其实大部分的肺疾病，都在围绕怎么分气体，手心手背都是肉，给哪一份分的多了都不行，那引起的结果，就叫作"病"。比如，哮喘、慢阻肺是余气量多了；限制性肺疾病是余气量少了……

1.3 泡泡里面有套房，房的格局特别棒

其实如果把单侧肺里面的泡泡们都展开，那么展开的面积将相当于一个不大不小、70~80m² 的经济适用房。很难想象肺的压缩能力，竟然在我们买不起房的时候，就已经把两套房都压到了我们的胸腔里。

而就这套房，肺泡的结构来说，更神奇的地方比比皆是。

房子主要由两种细胞构成，Ⅰ型肺泡上皮细胞和Ⅱ型肺泡上皮

细胞。Ⅰ型肺泡上皮细胞就相当于大木板，喔喔六个面就把房子架构好了，也就是说Ⅰ型肺泡上皮细胞虽然数量少，但它覆盖面却很广，覆盖了肺泡的95%，构成了氧气跨越的第一座大山。

而Ⅱ型肺泡上皮细胞就相当于这个房间里的水龙头，数量很多，但加起来的总体面积也不到5%，但它却是非常重要的细胞，没了它，肺泡也就废了。

为啥这么说？

因为Ⅱ型肺泡上皮细胞这个水龙头，能向肺泡里流一种非常珍贵的物质——磷脂，这个东西就相当于给肺泡抹了一层油，能让肺泡收缩自如。

你如果问，没了这层油会咋样？

我会说，肺根本就张不开，你的那套经济适用房瞬间变成巴掌大小的小肉球。常见的，新生儿呼吸窘迫综合征，就是因为水龙头没长好，不能揩油给肺泡，肺泡张不开，不能吸进氧气，导致婴儿发绀缺氧。

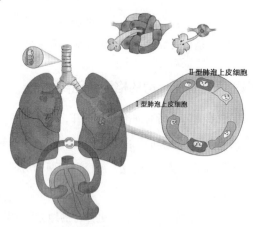

如果肺泡安然无恙，特别健康，那么面对一侧肺 3 亿~4 亿个

肺泡，3亿~4亿个住户，肺怎么管理这些住户，又成了一个问题。

不过，肺在进化中就已经画好了图纸，规划好了每一个肺泡应在的位置。

肺会用肺泡间隔来做格挡，用弹性纤维分开每一个用户，并且在肺泡隔里还铺设了供水电的毛细血管和神经纤维，以方便用户使用水电。

为了每个肺泡与之前的兄弟姐妹不断联系，肺还允许每个用户凿墙挖洞，与隔壁肺泡建立联系，这个联系的小孔就叫肺泡孔（Cohn 孔）。虽然这个小孔的好处是可以互享氧气，类似于均富或均贫，但有炎症侵袭时，它也是一条扩散的渠道，很容易发生大面积感染，链球菌性肺炎就是这样经过这个孔传播扩散的。

肺的良苦用心想必大家都已明了，肺在努力建造这些结构，为的就是氧气能顺利牵手自己的红细胞。不过，虽然氧气在牵手红细胞时要翻越六座大山（脂质液体层、I型肺泡上皮细胞、上皮基底膜、基质层、毛细血管基膜、毛细血管内皮细胞），但其实肺早已把这六座大山安排得非常相近，以至于它们的厚度仅仅 0.6μm，正常情况下非常好翻越。

最难的是，氧气在路上会遭遇土匪和泥石流，这种意外的风险着实让众人为氧气捏了一把汗。

1.4 没有规矩不成方圆，看肺泡隔的管教之道

如果肺里没有肺泡隔来规范肺泡的活动，那么，给肺泡带来的将不再是自由，而是灾难。

虽说肺泡隔是肺给肺泡划分的格挡，但这格挡也是超弹的，用的还是高级的弹性纤维。它能随着肺泡的扩大而扩大，随着肺泡的缩小

而缩小，不管怎样，最终目的就是跟着肺泡动，把肺泡圈在自己可以管辖的区域内，供水供电，让肺泡在这限制的空间里，尽享自由。

然而，当肺泡隔不再Q弹，就会发生"没有规矩不成方圆"的恶果。

肺泡会失去肺泡隔的限制，开始没有管教地扩大，气体会越存越多，一个肺泡撑不下，就俩肺泡一块撑，俩肺泡撑不下，就三个一块儿来……以此类推，慢慢地这些肺泡不断融合，不断融合成一个大泡，会发生肺气肿，严重点的叫作"肺大疱"，此时由于没有肺泡隔，也就没有毛细血管，也就是说，气就光在这里存着，丝毫进不到血液里，这在化验单上的表现为，余气量会增多。

然而，存气有一个非常不好的地方就在于：存气有危险，入室需谨慎。

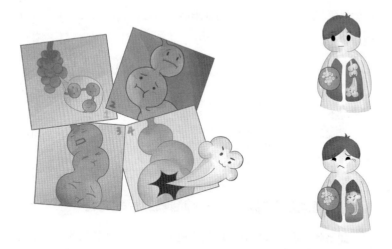

气存得多了，是容易爆炸的，尤其是包着气的这层组织又这么薄弱。于是，当气把薄弱的这层组织撑破的时候，就是发生气胸的时候，这也是为什么肺气肿的患者到后期容易气胸的原因。

而气胸之后，肺就像一个漏了气的气球，会迅速瘪下去，缩成一个肉球，所以人会非常急促地喘憋，呼吸困难。

不过，如果肺泡隔束缚不住肺泡就是不好的话，那严加管教，完全限制肺泡的活动，你觉得会好吗？

其实，不管严了松了都不好，不严不松才是刚刚好。

因为，如果，肺泡隔对肺泡严加管教，这在疾病中相当于"肺纤维化"。那么肺泡就相当于在水泥灌注的空间内生存，想大大不了，各种呼吸的肌肉都不能拉着肺泡扩大，因为它们拉不动这水泥的框架，水泥的框架不会变形。

于是，由于肺泡不能变大，气体很难进入，这样的结果是，人体慢慢就会缺氧、发绀，这在肺功能上的表现为"均贫"，由于总体气少了，每一份分的气都少了。

1.5　肺太聪明，小算盘打得叮咣响

关于肺结构的最后一条介绍，想必就是剖析这个精明的肺，是怎么花最少的钱，来让氧气成功牵手它的妻子红细胞的。

在肺里，肺最看好的一种配比就是，0.8 升气体去争 1 升血流，没错，肺的世界里"气体"更珍贵一些，它会认为这样的配比才是平衡的，所以，肺给这个平衡的配比，取了个动听的名字，叫作"通气血流比值"。

也就是说，肺希望如果有 0.8L 的气体，就一定要配着 1L 的血流，这样血流才能不浪费地把空气中的氧气带走，这样通气血流比值才能维持在 0.8。而不符合这个比值的，都叫作浪费。

比如说，当比值 < 0.8，肺就会认为气体少了，血流多了，是一种浪费，因为多余的血等于在肺里转了一圈而没有加氧气。

所以当哮喘或慢阻肺时，肺认为此时在浪费血，因为它们进的气少了。

而当比值 > 0.8 时，肺也认为是不划算的，因为它会觉得气体多了，血流少了。

不管哪种，肺都不高兴，因为它倡导的最佳配比是 0.8。所以肺梗死的时候，由于血液被血栓阻挡了过不去，导致气体在那里等着，红细胞却迟迟不来，所以肺很生气，认为这在浪费氧气。

于是，在特殊时刻，比如肺梗死，肺采取行动了，它实在看不下去这两种浪费行为。肺实行了"按需分配"制度，给氧气多的地方多开放血管多分配血流，给氧气少的地方再关闭一些血管使得血流减少，这样的好处是，氧气和红细胞均能按照 0.8 的比例见面，顺利牵手，不会对新郎新娘任何一方造成时间上的耽误，从而在疾病状态下，也能让血液争取更多的机会，去携带氧气。

在多数时候，肺对比值失衡的问题，难以调控。

2. 窄了哮喘，宽了支扩，气管的口径将决定一群人的命运

如果把肺当成是无数个泡泡胶的集合体的话，那么你会发现，呼吸系统的各种疾病将会变得非常简单。因为不是负责通气的管出

了问题，就是负责换气的肺泡出了问题。

关于管的问题，常常是口径问题引起的，问题比较单一，也就是下面这三种常见的疾病。

而肺泡就不同了，它天生脆弱又是气进入血的交通要道，所以肺泡的问题常常五花八门，数不胜数，构成了呼吸科的大部分疾病，也就是我们将要说的其他的疾病。

2.1 气管发炎了，变成了"气管炎"

如果你说你是"妻管严"，你不留私房钱。那么，气管也会说，它也不留私房钱，它会把空气留下的买路钱，原路返还，因为气管的纤毛细胞会将夹杂着病原菌的痰液往外扫出。

如果你想知道气管炎时，气管究竟被怎样伤害？

我会说，气管的铁饭碗——扫把没了。

常见的空气污染、粉尘、烟雾等，会损伤气管的扫把——纤毛，它们会让扫把的毛变短、粘连甚至脱失，最后的结局是变成了一把残扫把。当扫把不好使的时候，气管就会使大招，多分泌黏液把这些有毒有害物质困住，于是，你总觉得嗓子不舒服，总觉得有痰要咳。

另外，引起慢性支气管炎主要的原因要属吸烟、粉尘、空气污染和病毒、支原体或细菌等的感染，这些微生物的存在会使气管发生炎症反应，而一有炎症刺激，气管就会本能地"缩"，所以管变窄了，你会觉得进气出气都困难，觉得喘憋。

但是喘憋的和咳嗽咳痰的疾病多了，仅凭这两点是不能确定为气管炎的。

你肯定会问，那怎样确定？

其实，确定的重点就在于"时间和排除"。也就是说，如果你反复咳嗽咳痰、喘憋，而且这个症状还连续两年以上，每年至少还持续三个月，那很有可能就是慢性支气管炎。

如果想要确定慢性支气管炎，那还需要排除其他让你喘憋的疾病，比如哮喘、肺炎等。老妈当年第一次被误诊，就是因为疾病的表现变化多端，可能当时的表现符合支气管炎，而哮喘就这样被忽视了。

而关于气管炎的治疗，如果你能想到现在的气管都被一坨一坨黏黏的痰液占据着，而且还不断地有病原菌的入侵，相信你就会明了该怎么绝地反击。

一方面，我们会用抗生素对抗感染，比如用广谱的抗生素左氧氟沙星、罗红霉素、阿莫西林、头孢类抗生素等。另一方面，我们也要帮助气管把这些黏痰送出去，所以复方甘草剂、盐酸氨溴索、溴己新等的祛痰药也被广泛用于气管炎的治疗。最后，如果你的气管因为长期慢性的炎症，导致它就是绷得很紧，那我们也会用氨茶碱类的扩气管药，让绷紧的气管放轻松。缓解期，要戒烟限酒、加强锻炼。

2.2　我是"哮喘"，一"笑"就喘

不知世上是否有人对笑过敏？如果有，那一定是世界上最"严肃"的疾病。

哮喘虽然不是对笑过敏，却是一种过敏疾病，是最常见的慢性疾病之一，从全球范围来看，现在约有 3 亿哮喘患者。

如果非要用俩词形容一下哮喘这个病的话，我会说"记仇、太自尊"。

没错，哮喘发作的两大主因，都跟这俩词脱不开关系。

说它记仇，是因为如果你第一次接触一些过敏原，比如尘螨、花粉、鱼虾、蛋奶等，它不会跟你发作，但是它会记住这些东西，并且悄悄地造了很多针对这些物质的武器，并把武器藏在了肥大细胞里，以待来时再用。

而当你再次接触这些物质之后，它记仇的天性就显露出来了。它会让肥大细胞把这些武器都释放出来，于是肥大细胞释放了很多组胺、白三烯之类的炎性因子，搅得肺里鸡犬不宁，正常的细胞都被误伤，于是发生了气道炎症、气道重构，气管厚了，管腔就有点窄了。

而说它太自尊呢，就是另一回事了。它见不得一点风吹草动，稍微有点微生物侵袭它，它就觉得自尊心受不了，反应强烈。比如微生物轻轻地拔掉了它的几根纤毛，它就恨不得把整个气管紧绷起来，让这些纤毛变成钢叉，叉死细菌。

而气管一紧绷，人就会非常难受，因为气道紧了，上不来气。

哮喘的这个自尊，非常具有典型性，以至于人们常常利用它来鉴定哮喘。你听说过的"支气管激发试验"用的就是这个理儿。

检验师会故意用一些过敏原去逗气管，看它的反应如何。如果它被惹火了，极端自尊，就会紧绷气管，于是呼出去的气就少了，反应结果呈阳性，证明哮喘。而如果都这么逗它了，气管还没有什么变化，就可以排除哮喘，考虑其他疾病了。

当然，正常人的气管是没有这么自尊的。所以如果你还想看看已经自尊的气管还能放得下架子吗，你需要做的就是跟它刚好相反的实验，这个实验叫"支气管舒张实验"。也就是说，用一些药给气管降自尊，让妄自尊大的气管别这么紧绷着了。

于是，在用沙丁胺醇后 20 分钟，再测肺功能，如果出去的气比之前多得多，FEV1 较用药前≥12%，且绝对值≥200ml 时就代表实验阳性，提示哮喘，需要用药；如果阴性，就要再去查是否其他病。

哮喘时，太自尊的气管，让人受不了。就像是插着空管的气球，如果空管变成针孔大小的直径，那么这气球就算弹性再好，也很难将气挤出去。

所以，哮喘在身体上的表现大都呼气困难，而且因为管道窄了，呼出去的气体在经过狭窄的地方很容易产生振动，发出声响，这就是著名的"哮鸣音"，通俗地说，就是气管"吱吱"地叫。

不仅如此，哮喘患者的这种呼不出去气的苦恼，常常在夜间和凌晨发作。一个可能的原因就是，夜间迷走神经兴奋，导致气道变窄，进气变少，引起呼吸困难。

而针对它的呼吸困难和夜不能寐，我们有必要该惩治一下"记仇又自尊"的气管了。

所以以"不记仇和灭自尊"为首的哮喘药就横空出世了。

不记仇，对应着以抗炎为主的一类药，包括：糖皮质激素和肥大细胞膜稳定剂色甘酸钠。灭自尊，对应着以扩气管为主的一类药，包括 β_2 受体激动药沙丁胺醇、特布他林、福莫特罗、沙美特罗、抗胆碱药异丙托溴铵等。

而既不记仇又灭自尊的药物，包括氨茶碱、多索茶碱等茶碱类药和白三烯受体拮抗药扎鲁司特、孟鲁斯特等。

2.3　每个人都喜欢大口径，但"支扩"的苦恼有谁懂

与小口径的水龙头相比，相信你会选择大口径的水龙头；与小口径的锅碗瓢盆相比，相信你会选择大口径的，因为那样省力，做

一顿吃一天；如果再问你与小口径的气管相比，相信你会毫不犹豫地选择大口径的气管，因为那样可以财大气粗。

可是大口径的气管，也许并不能让你气粗，就像是地震导致山体滑坡，路裂开了，变宽了，但其实这个路宽根本达不到加强交通的作用。

"支扩"（除遗传因素导致外）本质上是由于反复感染造成的气道扩大，形成瘢痕和扭曲。看起来气管是扩大了，但并不通畅。

不仅如此，细菌会在这里繁殖，在这里捣乱，免疫系统也会在这里反击，这里成了战区，有的细胞死了，有的细胞伤了，混合着黏液，这样的一摊叫作脓痰，如果非要给它们加上味道的话，就是"脓臭痰"。

当然，不光如此，气管和支气管动脉常常如影随形，如果气管被撑大，那么气管就会变得很脆弱，保护不了动脉，所以动脉很容易被这些微生物骚扰，导致出血。所以，支扩患者的另一个表现就是，咯血。

所以支气管扩张症的患者常常表现为反复的咳嗽、咳痰或咳脓痰。随着感染加重，可出现痰量增多和发热。

X 片检查时，可看到气道有囊腔，腔内有气液平面，扩大的支气管。纵看有"双轨征"，平看有"环形阴影"。不过，现在高分辨 CT（HRCT）已成为诊断支气管扩张的主要方法。

面对支扩患者的咳嗽咳痰咯血，我们要在这三方面下功夫。

对于病菌太多导致的浓痰，我们一方面用抗生素灭细菌，另一方面用祛痰药或者体位引流，来让这浓痰尽快排出体外。对于咯血来说，如果出血量不大，可以口服云南白药或者静脉用垂体后叶素，而对于出血量很大的血管来说，采用介入栓塞是个立竿见影的办法。

3. 我是肺炎，
我为自己"带炎"

能给自己"带炎"，恐怕真的只有肺了，因为这"炎"真的是它辛苦吸进来的。

在呼吸科，你可以见到五花八门的肺炎，搞得你云里雾里，但其实对于这些肺炎，真的是空气中有什么，肺炎就将会有什么。比如，空气中有细菌，会出现细菌性肺炎；空气中有病毒，会出现病毒性肺炎；空气中有支原体，会出现支原体肺炎等。

而肺炎之所以有轻有重，好治难治，跟侵入细菌的凶恶程度有很大关系。

比如，有的细菌习惯集体作战，那么这种肺炎常常比较难治，军团菌肺炎就是这样的肺炎；有的细菌不是团队协作而是单打独斗，这种肺炎一般来说会比较好治，但具体是否好治还要看细菌个人的"菌品"了。

肺炎链球菌肺炎，算是"菌品"很好的肺炎，而且这种肺炎非常常见。它的作风有点像成吉思汗，占领的是广度和宽度，它通过肺泡之间沟通的 Cohn 孔，迅速占领一个肺大叶，所以它还有个别称，叫大叶性肺炎。虽然它很勇猛，占领的范围很广，但它很有情操，不会伤害无辜百姓，所以肺脏基本上没有什么实质性的伤害，不会出现空洞。

而跟它年龄相仿，但"菌品"跟它差十条大街的，要属金黄色葡萄球菌肺炎。这种肺炎有点像匈奴，常常在你免疫力低下的时候侵袭你，比如在糖尿病、血液病、肝病、酒精中毒的情况下，金黄色葡萄球菌就会立刻驻扎在你体内，对你的肺脏进行破坏。而且它不仅能空降，还能走水路，它可以通过人们呼吸气体直接进入肺脏，也可以通过破溃的疖、痈到达肺脏。

在到达目的地后，它会释放各种凝固酶、溶血毒素、杀白细胞毒素等物质来杀害细胞，以至于肺脏里很多细胞死亡，发生溶解，肺里出现空洞、化脓。而如果这个战场的葡萄球菌顺着血液循环播散开来，还可能引起全身的毒血症。所以，金黄色葡萄球菌"菌品"很差，我们需要高度提防。

以上两种肺炎是最常见的肺炎。其他的，各种肺炎，只要找到病原菌，就能很好地进行有针对性的治疗。

但是，抗生素不能滥用。

你的潜意识总是在指导你要抓起抗生素来对抗感冒发热，但其实这往往会造成病原菌耐药。每种病原菌都有自己最怕的药物，比如肺炎链球菌最怕青霉素 G，金黄色葡萄球菌最怕半合成的青霉素或头孢菌素，支原体几乎不用药，要用也用罗红霉素，剩下的病毒性肺炎、真菌性肺炎，不需要用抗生素。

想必，你现在已经疑惑，这抗生素究竟应该怎么用？

别再错错错，抗生素到底怎么用？

如果你一有头疼感冒，也不分是细菌还是病毒感染，就开始乱吃抗生素，那么，从今天开始，就别再"错错错"了。

因为"抗生素"的由来会告诉你，抗生素天生是专门抗击细菌的。

如果这世上还有坐享其成的美事，也许就是看着真菌和细菌打得你死我活，我们在一旁熟练地收缴着真菌的兵器——抗生素。

最早的抗生素——青霉素，其实就是真菌为了抑制细菌生长，而释放出的物质。

而人类在此时就表现得异常聪明，我们会等着真菌和细菌鹬蚌相争，自己在其中渔翁得利。不仅如此，更先进的，我们会对已有的抗生素进行改造，从而使得它们在性能上更具攻击力。

抗生素都是针对细菌感染性疾病的，但这些药对病毒无效。因为对于细菌和病毒来说，它们都能引起人体发热，但用药却完全不同。

细菌个体庞大，是一个独立的完整的微生物，而病毒个头非常小，常常钻到别人的细胞里，借鸡生蛋。

也就是说，细菌是一个完整的化工厂，它有自己的程序（DNA），也有自己的生产车间（编码蛋白质的那一套工具），还有自己的办公大楼（细胞壁），只要有食物，就能源源不断地进行生产，所以细菌活得很潇洒。

而对于病毒来说，因为它什么都缺，只有一个程序芯片，所以它必须把这芯片插到正常的细胞里，让这些细胞为它服务，生产它所需要的蛋白和核酸。这个芯片可能只有一个执行程序——生孩子，而细胞的化工厂也不管这芯片是谁的，只会一个劲地执行，按照病毒总结的一套生孩子方法，来制造病毒的孩子。

你看，病毒和细菌是如此的不同，所以病毒和细菌的治疗药物也完全不同。

如果说擒贼先擒王这个道理普遍适用的话，那么抗病毒的药更多的是针对于抑制病毒芯片的，而抗生素更多的是在打击细菌的化工厂。

于是，常见的抗病毒药，运用的就是这么个道理：别让病毒插到细胞上（γ球蛋白阻止），抑制病毒拿出芯片（金刚烷胺），阻止芯片运行（嘌呤、嘧啶类似物，干扰素等）。

虽然抗病毒药是这么个原理，但临床上的事情要比这复杂，对于病毒性疾病，抗病毒药的疗效有限，往往要靠病人自身的抵抗力和自愈能力才能康复。有些病毒没有特效抗病毒药，因此病毒性肺炎的治疗原则是对症支持治疗和预防继发的细菌感染。

而对于细菌来说，由于生产线太长，可攻击的目标太多，所以抗生素分成了无数种。①毁坏办公大楼的青霉素、头孢、万古霉素。当细菌最外层坚硬的墙壁被打穿了，那么留给细菌的只能是死亡，因为细菌没有了墙壁的限制后会膨胀裂解；②破坏细菌生产线上的传动装置。这个传动装置有两个滚轮组成，小滚轮叫 30s 小亚基，四环素就专门攻击小滚轮，大滚轮叫 50s 大亚基，这是红霉素、氯霉素、克林霉素的攻击靶点。而破坏整个生产线的，从原料加工到最后的产品蛋白，全线都攻击的，是一类叫氨基糖苷的抗生素。

但是，你有没有发现，这些抗生素是没有攻击其他细菌的程序的，都是在攻击其他细菌的生产线和产品的。科学家也发现了这个问题，于是，科学家对抗生素进行了升级，制造了可以攻击细菌程序的抗生素，这类抗生素就是大名鼎鼎的喹诺酮类的抗生素，你知道的氧氟沙星、诺氟沙星、环丙沙星，各类"沙星"都属于这些抗生素。

所以，这么看来，如果这个细菌的办公大楼很脆弱，我们就会首选青霉素。常见的壁厚的细菌多为革兰阳性细菌，包括 6 种肺炎球菌、5 种金黄色葡萄球菌。

而攻击程序的喹诺酮类抗生素几乎普遍适用；攻击大滚轮的红

霉素、氯霉素、克林霉素等大环内酯类抗生素对支原体、衣原体、军团菌效果较好；攻击小滚轮的四环素，是立克次体感染的首选药；攻击全程的氨基糖苷的抗生素常常作为肺炎克雷伯杆菌的首选，对绿脓杆菌也有效。

你是不是看着眼晕，觉得有必要分那么细吗？

我会说，如果不对症下药，就很容易引起细菌耐药。

细菌也不是吃素的，它也会总结反思错误，不断改进。如果你没有对症下药将它一刀杀死，那么苟延残喘的它就会总结失误，将经验传递给下一代，于是，超级细菌产生了。

超级细菌会反攻，制造一些灭活酶，将药物一刀切，使抗生素失去药性，这是细菌产生耐药性最重要的原因之一。它也会改造芯片，产生新产品新蛋白，让原来那些瞄准旧蛋白的抗生素扑了空，旧抗生素又不认识新蛋白，所以药物不会攻击细菌，细菌会生活得很舒适，产生耐药性。不仅如此，它还会把改造了的芯片，传递给下一代，让下一代在一开始的时候，就不怕抗生素。

所以，我们一定要对症下药，在细菌还是娃娃的时候，就把它杀死在摇篮里。

4. 若 SARS 不止非典，只会更吓人（非典版《同桌的你》）

如果你仅仅知道 SARS 代表"非典"那就 OUT 了，因为比非典更多意义的 SARS 代表着"严重急性呼吸综合征"。

这种疾病常常来势汹汹，很短的时间就能让人致命。如果你还能想起 10 多年前的那次非典，想必你就能明了这种疾病的后果。

SARS 版《同桌的你》

今天你是否会想起，

2003 年非典的事，

我也是记忆犹新，

那一年医生很拼。

大街上都没了人影，

消毒水销售一空，

我还在排队买米醋，

板蓝根早已售空。

谁带来多灾多难的你，

谁安慰恐惧的你，

谁又奔波在第一线，

谁帮你渡过难关。

啦啦啦啦啦啦啦啦啦，

啦啦啦啦啦啦啦，

啦啦啦啦啦啦啦啦，

啦啦啦啦啦啦啦，

……

那时候严重急性呼吸综合征给人的感觉的是：来势汹汹。马路上基本都没什么车了，小偷强盗都歇业在家，治安空前大好。大厚口罩，橡胶手套基本是人人出门的必备良品。也就是在那个时候大家瞬间养成了进门洗手、饭前洗手、便后洗手、没事儿也洗手的好习惯。

因为大家都很清楚，非典病毒是一种传染力极强的冠状病毒，主要通过飞沫传播，会引起肺的严重超敏反应。

可是，如果肺的严重超敏反应，不仅仅是由非典病毒引起呢？一些熟知的常见病，也是可以引起肺的严重超敏反应。

常见的肺炎、大面积创伤、胰腺炎、吸入性肺损伤等都可以引起肺的严重炎症反应，导致急性呼吸衰竭。你可能很奇怪，为啥会这样？

正常情况下，肺会很有秩序地管理每一个肺泡。而当疾病状态下，比如肺吸入了有毒有害气体或者一些炎症细胞被异常激活，释放了很多炎症因子时，肺就很难再有序地管理每一个肺泡了。炎症因子会让血管壁变得不再严密，血管内的水分和细胞渗出到间隙。

于是，肺不再是那个干干的装有气体的肺，而是储满了液体的肺脏。液体占领了本该是气体的位置，肺泡没有了气体交换，人会很快缺氧。另外，由于充满液体，肺泡倾向于缩在一起，而不是张开，可以想象，当整个肺的肺泡都缩在一起的时候，肺就像一个沾了水的小肉球，丝毫没有换气的能力，这种缺氧是加强呼吸支持也很难逆转的。所以，严重急性呼吸综合征常常表现为顽固性的低氧血症，呼吸窘迫，病情凶险。

你下意识的想法肯定是，那现在该怎么办？

其实，关于这么疯狂的疾病，最重要的办法就是解铃还须系铃人。比如胰腺炎引起的急性肺损伤，那我们就要先去治疗胰腺炎，吸了有毒有害气体导致的，我们就要迅速脱离那个危险环境，总之，先积极地处理原发病堪称上策。

在原发病的治疗中，抗感染是很重要的一步，治疗上多选择广谱抗生素。

接着要解决缺氧问题，医生们会希望稍稍有压力的氧气能冲开被水充斥的肺泡，这样氧气就能透过肺泡进入血管了，所以临床常会选择小潮气量的 PEEP 正压通气。

为了减轻肺水肿，应严格限制液体入量，保持肺处于相对干的状态。

5. 会弹的肺是好肺，不会弹的肺是"慢阻肺"

5.1 慢阻肺的气，为何撒不出去？

大多数人的意识里，会觉得气进来更难，而患有慢性阻塞性肺疾病（简称慢阻肺 COPD）的患者，对他们来说，怎么把气呼出去，倒成了一件棘手的事情。俗话说：请神容易送神难，大概能道出他们的心声。

你可能会疑惑，为啥呼气很难呢？

呼气很难的原因，就在于肺泡没弹性了。

就像一个充满气的气球，我们如果不给气球封口的话，那么这个有弹性的气球很快就会把里面的气都挤出去。

而现在的情况是，各种炎症因素破坏了肺泡的弹力结构，导致肺泡不再有弹性，这就相当于原来是气球在装气，现在换成了塑料袋，气球有回缩力能把气体挤出去，而塑料袋没有回缩力气体就会一直存着出不去，所以会呼气困难。

而这样一直存着气，就很有可能肺气肿甚至肺大疱，实在撑不住了，还会发生气胸——当肺泡破裂，肺泡里的气体进入胸腔，导致胸腔内负压消失，肺就会被压缩起来，气体无法进出。气胸是急症，需要紧急处理。

所以，当肺看到慢阻肺的初期，膨大的肺泡就会很不开心，因为在一开始肺脏就讨厌浪费，而初期的慢阻肺就已经呈现出"气体很多血流很少"，不符合通气血流比值，血流带不走足够多的氧气，导致身体慢慢缺氧，导致人们咳嗽咳痰、气短胸闷、呼吸困难等。

我们的胸围也比平时大了很多，这可不是有审美意义的大胸围，而是疾病状态下的"桶状胸"。因为气都存在肺里，没办法排出去，所以撑大的肺也会撑大胸廓，把扁平的胸撑成一个前后径增大的圆柱形胸，简称"桶状胸"。

如果此时你敲一敲这个胸廓，你会发现有点像敲鼓，这个简称"过清音"。这其实真的相当于一个鼓，里面存了很多气，外面包了一个皮囊，一敲一个过清音。

然后，你会发现各种肺功能的检查，矛头都指向肺里的存气太多。比如：肺总量、余气量、功能余气量都会升高，但是因为肺泡缺失了收缩能力，所以你的肺活量是降低的。

在疾病的终末期，缺氧导致肺动脉收缩，压力升高，这种压力传到右心室，使得右心室压力增大，右心室肥大，最后导致心力衰竭。这就是肺心病的一个发病机制。

5.2 什么药能助排气？

还是最原始的那个比喻，我们的肺，其实是无数个空杆和泡泡的集合体。

就像一个带杆的气球一样，正常情况下，气球一收缩，气顺着细杆有序地排出，而慢阻肺时，气球的弹性逐渐下降，最极端的思想莫过于把它当成塑料袋，于是，塑料袋连在了杆上，我们有什么办法能让塑料袋里的空气出来呢？

怎么让气体在松散的袋子里出去，确实是个技术活。

但是，这个技术活被攻克了，原理其实很好理解。最简单直接的，就是扩宽气道，好放气。这种方式对应的是一大类你熟知的药物，比如"某某特罗"和"某托溴铵"。虽然这两类药作用的原理不太一样（"某某特罗"激动 β2 受体，"某托溴铵"作用于 M3 受体），但效果是一样的，都扩宽了气道，让你的气道变大变宽了，呼气变得顺畅。

另外，糖皮质激素本身有强大的抗炎作用，而减轻了气道炎症，就起到了舒张气道的作用。

如果你想了解更多这些药，你会发现，病分轻重急缓，所以药也分长效短效，而且，如果问你对于急症的慢阻肺，选长效还是短效药？相信你的第一反应是长效，因为潜意识里感觉长效的药厉害。

但，其实恰恰相反。

短的救急，长的维持。短效之所以称作短效是因为时间很短就见效，这对于急症来说是非常好的选择，而长效的意思是释放缓慢，能维持很长时间，所以长效的药常常用来治疗慢性的不急不躁的慢阻肺。

你是否也想知道自己用的药究竟是长效还是短效？

常见的短效药包括：特布他林、沙丁胺醇（β2 受体激动药）、异丙托溴铵（M 胆碱）；长效的药为：沙美特罗、福莫特罗（β2 受体激动药）、噻托溴铵（M 胆碱）。

如果挽回气球的弹性、扩宽气道你都做到了，那么剩下的能做的方法就是提高气的质量和缓解你的咳痰。提高气的质量，常常意味着吸氧，不过吸氧一般是针对于重症的慢阻肺而言的，而缓解咳痰常常对应着盐酸氨溴索、N-乙酰半胱氨酸等祛痰药。

6. 稳居头条的"肺癌"，竟然好心办了坏事

从世界卫生组织 2008 年公布的资料来看，肺癌已成为癌里的"老大哥"，不管从发病人群还是死亡人数上，它都是第一。

但其实，如此疯狂的肺癌，也有一段难言之隐。

如果说真的勇士敢于直面惨淡的人生，敢于正视淋漓的鲜血的话，那么，肺算是当之无愧的真的勇士，因为它面对的环境非常脏乱差。

如果你看过 2005 年我国城市居民恶性肿瘤死亡率的话，你会发现里面会有这样的逻辑。

我国城市居民恶性肿瘤排前五的分别是：肺癌、肝癌、胃癌、食管癌、结直肠癌。

这些器官无一例外的都在直面惨烈的外界环境，肺与空气直接接触，从食管到肠的整个消化道，都与食物直接接触，这些夹杂着外界病原菌的气和食物要想顺利地挤到身体里变成氧气和营养，就需要先过人体的第一道防线，而肺和消化道恰恰自觉充当了防疫站。所以肺和消化道比其他任何器官面对的病原菌都多，这也是它们高发癌症的重要原因之一。

如果你再深入地想一下，你可能就会明了，为啥肺的排名在消化道肿瘤之前。

上天在造肺的时候，只给了肺一套威力小的武器：扫把和水，却让它每天清扫 10 000L 的空气，因为我们每秒都在呼吸，一天要呼吸 10 000L 的气量。

上天在造消化道时，却给了它强大的武器，它有足量的强酸胃酸，也有足量的几乎什么都能溶的胰液和胆汁，临末，还赋予消化道小肠液作为助攻。这些强大的液体搅和着一日并不多的三餐，所以，少量病菌，可被消化液杀灭。

这么鲜明的对比，相信每个人都强烈地感受到了，确实，这样的后果是，肺比消化道更易被侵犯。

你可能又有疑问，为什么长期被侵犯，就容易得癌症？

如果你知道正常的细胞是通过 A、G、C、T 四种碱基来编写细胞的法律条文的，那么你就知道长期被细菌病毒侵犯，法律条文就会写错。

就像你写作业时不愿被人打扰一样，细胞在编写条文时也需要宁静的环境，细菌病毒侵扰时，细胞就会分心走神写错字，导致法律条文出现错误，而错误的法律条文就会指导细胞进行错误的行为。

之所以称为癌，是因为癌症的错别字恰恰是把基因里的"按部就班"改成了"想生就生"，从而使得细胞在执行命令的时候生得一塌糊涂，多得数不胜数，形成了肿瘤。

在肺里，根据肿瘤的形态不同，分成四类癌症：鳞癌、腺癌、小细胞癌和大细胞癌。

其实如果你能了解肺的苦衷，也许觉得癌症其实是好心办了坏事。

如果肺的气管长期受到炎症的冲击，那么气管的纤毛就会毁坏，气管会变得不结实，于是身体在修复的时候就在想，能不能把气管变得结实点。可怕的是，它居然把这种想法写进了"法律条文"里，于是原本气管的假覆层纤毛柱状上皮就变成鳞状上皮，而且，为了更结实，鳞状上皮还会产生很多。

如果你不知道鳞状上皮是什么，那么凡是耐磨的地方出现的都是鳞状上皮，比如手掌、脚掌和阴道。你常用的祛角质的美容产品，去的那些死皮也叫鳞状上皮。所以，这么看来，鳞状上皮出现在气管是身体所做的一种保护策略，但这种好心的结果是办了坏事，会引起气管的堵塞，导致呼吸困难。

腺癌多出现在外周，也叫周围型肺癌。

我们都知道肺的外周是肺泡，肺泡里有水龙头产生活性物质营养着肺泡，当肺泡常年受到病原菌攻击，那么它分泌的一些活性物质将会减少，身体为了弥补这种活性物质减少，又会自作主张把"多来液体"写进了"法律条文"。于是对于腺上皮来说，它最拿手的就是分泌液体，于是腺上皮就会替代肺泡上皮细胞，不断地产生，形成肿瘤，所以这种肿瘤又叫腺癌。对待早期的这两种癌，常常选择手术切除，必要时辅助术后化疗。

在肺里，除了腺癌和鳞癌外，还有更凶神恶煞的癌，这种癌，对应的就是小细胞癌和大细胞癌。

这两种癌异常活跃，异常爱书写法律条文，在癌里属于"勤奋生"，产生的后代数不胜数，所以它们的预后常常非常差。往往在早期就发生淋巴和血行转移。

但是，对于这么勤奋的癌症，我们也有治它的方法，针对它的勤奋，我们就想办法拖它的后腿。

就像看到学霸疯狂地学习，我们会忍不住想扔他的笔和本子一样，对于这么勤奋的癌细胞，我们也会扔它的书本。常见的肺癌化疗药顺铂和卡铂，就是在破坏癌细胞的笔，让癌细胞没法写作（即破坏 DNA 的功能），而联合化疗方案里的长春瑞滨、紫杉醇则是撕掉了"学霸"写好的文稿，也就是说抑制细胞产生产品蛋白，从而让癌细胞停止生长。

但是，这些化疗药如果对癌细胞这么有效的话，对你的骨髓也会产生一定效果，因为它是不分好细胞坏细胞，通通地都让细胞丢掉笔和本子。而在身体里，能跟癌细胞有相似生殖能力的，就要数天使般的干细胞了，干细胞在骨髓里，能源源不断地补充身体缺失的细胞，所以干细胞也会勤奋地书写条文，不断分裂。

当化疗药来袭，干细胞也会损伤死亡一部分，所以化疗药的不良反应，常常为骨髓抑制。

为了让化疗药有点脑子，只丢掉坏人癌细胞的笔和纸，而不攻击干细胞，科学家又开发出了靶向治疗药：吉非替尼、厄洛替尼。但是因为癌细胞比较善变，所以找到一些癌细胞的靶点并不简单，这也是癌症药物开发既慢又难的一个原因。

7. 非谐和，肺结核

明知自己是肺结核，还邀朋友来家畅谈、畅谈、畅谈、畅谈……这事还真让我老姐撞见了，要不是老姐亲身经历，世上竟有这样的损友，简直难以置信。

为啥畅谈就能得肺结核呢？一个很重要的原因就是肺结核是通过飞沫传播的。

只需 10 分钟，你会感受到一种强大的气流迎面而来，在你手忙脚乱开始遮挡面部的时候，毫无疑问，你面前的书本、作业本会顷刻间花了，然后漂浮着无数颗小水晶。

所以，飞沫其实是三百六十度的，有可能别人前一秒呼出的含有结核杆菌的飞沫，你后一秒就吸进去了。但是，行走于公共场合，你怎么可能没有吸进去过含有结核杆菌的气呢？

公共数据显示，全球约有 1/3 的人曾受到结核杆菌的感染。但是，奇怪的是，即使你吸入过，但你并没有得结核病，一个很重要的原因是你的免疫系统把你保护得很好。

而老姐的不幸，一方面也是由自己的免疫力低下造成的。当时跟老姐一起去那个朋友家的，还有一个老姐的同学，体积相当于老姐的一又三分之一，是个胖得精致的退役运动员。而同样是畅谈，运动员就没事，老姐就不幸躺枪得了结核。

不过，要说清楚结核到底怎么一回事，就要从这个细菌——结核杆菌说起。

7.1 坏的花样繁多，这就是"结核杆菌"

这个细菌是离了氧不能活的细菌，也就是说它是专性需氧菌，而身体中氧气最多的地方就是肺泡，所以结核菌特别爱侵袭肺泡。不过，如果把结核杆菌和其他细菌作对比，你会发现，它比其他细菌都顽强，它能在干痰中存活 6~8 个月；也比其他细菌都挑嘴，它对于营养的要求很高，所以这也是结核杆菌沿淋巴结扩散的原因，因为淋巴里面富得流油，营养丰富；它比其他细菌善变，所以它对抗结核药经常产生耐药性。

但是，它也有一个弱点，是其他细菌所耻笑的，而这个弱点常常令它无地自容。想必你已经猜出来了，其他细菌耻笑的正是它的生育能力，因为它在细菌界生育速度是出了名的慢，生一胎的速度大约一天，快赶上难产的时间了。

而这也是结核菌检测难的一个原因，因为如果怀疑结核，做一个细菌培养常常需要一个半月左右的时间，这样结核杆菌才能形成肉眼所见的菌落。所以由于周期长，很多人都不愿做这个检查，于是在早期就会漏过很多结核病患者。

而结核杆菌最烦人的地方，就在于它身上几乎每一处物质都会引起肺脏的伤害。我们都知道三大营养物糖类、脂肪、蛋白质构成了基本的生物体，结核杆菌也是如此，也是由这几部分构成的。

只不过，它的糖是坏糖，会引起中性粒细胞增多，发生炎症反应；它的蛋白质更坏，会引起肺脏的超敏反应，超敏反应类似于杀无赦，一旦发生，正常细胞和结核杆菌都会死伤很多；它的脂质，就坏得不仅透顶，还花样繁多。

脂质中的磷脂，会促使结核结节和干酪样坏死；脂质中的索状因子就像一个鞭子一样在抽打着细胞的线粒体，防止中性粒细胞吞它们；脂质中的蜡质 D，也能引诱出杀无赦的超敏反应；最无耻的，要属脂质中的硫酸脑苷脂，它能迷惑将要杀它的巨噬细胞，并且在巨噬细胞里面繁殖自己。

有了这几点，就足够结核杆菌在身体里为非作歹了。

于是，身体常常会发生这样的变化。

7.2 肺里有了小哑铃，这难道就是"结核"？

因为结核杆菌会对肺产生很大的刺激，所以它在哪哪就有反应。比如说，它在气管，就会产生刺激性的咳嗽，会咳血咳痰，而且这种咳嗽咳痰经常会持续 2 周以上；它在肺的边缘地区，就会产生胸痛，引发胸腔积液，呼吸困难。

不仅如此，如果肺部常年打仗战火连连，那么作为补给它的大后方身体来说，也会因为常年的战争费而吃不消，而且关于战争费，比较奇怪的一点是，身体常常在午后想起，所以结核的特征性症状为长期的午后潮热。而由损失的战争费引发的全身倦怠乏力、盗汗、食欲减退、体重减轻和月经不调等也是结核的其他症状。

不过，如果想确诊结核，最靠谱的还是拍片子和查细菌，而拍片子常常作为诊断肺结核的首选方法。

如果你清楚了结核杆菌那繁多的"坏"，想必你就会猜到肺里现在的窘境。

不过，天生的，不管在哪发生战争，身体最会干的就两件事：调集免疫细胞和垒城墙。不过对于会魅惑免疫细胞的结核杆菌来说，垒城墙这招貌似更好用一些。

因为当纤维结缔组织一圈一圈地包抄结核杆菌，把它们围起来，你就会发现，结核杆菌断粮断氧了，而结核杆菌天生对营养和氧气的要求又那么高，所以他们会在这样的环境中乖乖束手就擒。

这也是为什么原发性肺结核在胸片上的表现是"哑铃型"的原因。很明显的，结核杆菌来了先跑到氧气很多的地方，于是它在肺的外围找了一个地方，开始繁殖出一坨结核杆菌，而我们的免疫系统一方面打击它们，一方面用结缔组织包围这一坨。然后，它饿了，顺着营养最多的淋巴管爬，爬到了富得流油的淋巴结里又生产了一坨结核杆菌，于是我们的免疫系统会追上来，再次打击和包围。

当我们的免疫系统取胜的时候，你会发现，这场地都被封锁了，两坨加一杠，很典型的哑铃型。这就是原发性肺结核，几乎在你还没有反应过来的时候，没有出现症状的时候，身体常常就自我治愈了。

而坊间传言结核难治，恐怕说的就是下面这种：继发性肺结核和血行弥散型肺结核。

血型弥散型肺结核说的就是老姐这种免疫力低下的人群，以至于结核杆菌非常猖狂，跑的满肺都是。

而继发性肺结核，只有十分之一的可能是原来的围起来的围墙破了，结核菌又跑出来撒野了。更多的情况是，90%又再次接触了结核杆菌，有点内忧外患。

而不管怎样，你知道的，能围死的结核病都是好的，围不严的或者还正在打仗打得湿漉漉一片的，都是坏的。

对于继发性肺结核来说，如果你的胸片报告是包围严实的结核球，那么恭喜你，你胜了。而如果显示的是湿漉漉的一片影，比如浸润性肺结核、干酪性肺炎、结核性胸膜炎等，就要快快接受治疗。另外，对于没包严实的纤维空洞性肺结核，一定要配合医生好好治疗，因为这个在结核中属于"老大难"的问题。

7.3　治治治，怎么治

对于结核杆菌这种花样繁多的细菌来说，如果要治它，就一定要狠治。

所以，我们不仅要打击它的生育能力，还要偷袭它，让它猝不及防。

而作为抗结核药物中的老大"异烟肼"来说，它消灭的恰恰是结核的生育能力，因为它对活动期的肺结核有强大的杀灭作用，能让结核断子绝孙。

另一个抗结核的明星药物，就是大名鼎鼎的"利福平"了，它是既能灭结核的生育力，又能偷袭结核，在结核杆菌静止的时候来灭它。这样一来，结核就很难生存下去了，所以以它为基础又开发了灭结核的新药：利福定和利福喷汀。

第三个粉墨登场的就是乙胺丁醇，这种药虽然也是灭结核的生育力，但走的途径跟异烟肼却大不相同。就好比异烟肼灭的是下一代结核的 DNA，而乙胺丁醇灭的是 RNA，这些都是下一代结核需要的必备原料，少了哪一个，结核的下一代都会胎死腹中。

第四个药物：吡嗪酰胺。它可谓结核菌的追踪器，结核纵使跑到大脑，它都能追到大脑里把结核灭了，也就是说，它有强大的杀细胞内和脑脊液中的结核菌能力。

最后一个一线药物：链霉素。它能较好地杀灭肺里面细胞之外的结核菌。

为啥要说这么多的抗结核药？因为你会发现如果它们单打独斗，那么狡猾的结核菌就会变异，产生耐药性，而如果它们联合起来，那么结核菌就将会插翅难飞。

所以，结核治疗的方案里会重点强调"早期、联合、适量、规律、全程"，而且对于初治患者，这药物怎么排列组合，都已经写得非常明确，也就是"2HRZE/4HR 的方案"。

翻译过来就是服用异烟肼、利福平、吡嗪酰胺、乙胺丁醇 2 个月，再用异烟肼、利福平 4 个月。

之所以周期很长，是因为有一部分结核杆菌在冬眠，免疫系统难以发现，但是我们非常害怕，因为万一结核睡醒了呢？睡醒了就会伤害肺脏，所以为了保险起见，我们要把这部分沉睡的结核杆菌也一并消亡，所以结核的治疗周期会长一些。

而关于老姐的故事，在长期坚持治疗下，老姐已完全康复。

但她至今还缓不过这口恶气，绝交算是最轻的了。老姐的妈，更是缓不过这口恶气，本来今年逼婚成功，结果飞来横祸——结核，硬是吓跑了女婿，老姐又单着了，希望来年，一切安好。

肾，泌尿系统

如果能用一碗汤的哲理说清糖尿病，同样，我还能用一碗羊肉泡馍的哲理道明肾脏这个曾经被无数人崇拜过的器官。

如果你问我肾最大的功绩是什么？我也许会说，它成功地从血里挤出了尿。是的，血液里充斥着细胞和离子，细胞归造血系统负责，而离子的调节，肾算是当之无愧的"调老大"。

所以，从功能上看，肾就是一个厕所所长，负责排掉废弃离子。如果这个所长锁住了厕所，那就相当于肾衰竭，尿毒症。

可是对于肾衰竭、尿毒症，你除了选择肾移植，也许还可以给自己打印一个肾脏……

1. 有尿，对我们来说，意味着什么？

意味着一幅中国地图？或者走向国际，一幅世界地图？

对于婴儿尿尿的问题，相信无数人头痛不已。

不过，如果没尿，也许我们会更头疼。

因为，如果尿不出来，任何人都会被尿憋死。

不信？

肾衰竭、尿毒症的患者正是因为尿不出来，才会多系统多脏器衰竭。如果你知道是肾把尿从血里挤出来了，那你就应该知道，如果肾坏了，尿就还在血里，"血尿混杂"，污染着身体。

有尿，意味着，你的血是干净的，肾是好样的。

你若明了这尿的加工工序，就会明白肾的每个零部件都是干什么的，也会明白肾衰竭、尿毒症究竟是坏了哪里，又会导致什么后果？

关于尿的加工过程，如果你感兴趣，就在下面。

1.1 血液是口"羊杂汤"，"柴米油盐酱醋茶"

尿是从血里面来的，要清楚尿，先得弄清楚血。

血液也是有口味的，并且血细胞特别挑剔，要求这口味要维持恒定。

而维持平衡的重任，就落在了肾的肩头，肾一生都在努力地维持着这血液的味道。

可是，这血液究竟是什么味儿呢？

相信你对血液的初味道来源于小时候舔舐伤口，谁都有嘴巴皴裂，不小心咬到舌头的经历，当血液缓缓地流进舌头，给人的感觉就是："哎呀妈，太腥了。"

你一定不知道，医院里动脉血气分析，其实就是一张"油盐酱醋茶"表，各种口味浓了淡了，一看就知。你一定不知道，这个"油盐酱醋茶"表主宰你生命的始终，很多时候生命的结束是因为"油盐酱醋茶"的配比失调。你一定不知道，主宰"油盐酱醋茶"的，除了血液里本身的一些缓冲对外，肾就是当之无愧的"调老大"。

不信？

来让我们用一碗羊肉泡馍的理论，来说清楚与肾有关的"油盐酱醋茶"。

我们都知道，血液是由一些细胞和离子组成的，细胞构成血液的固体成分，而离子溶于水，构成了血液的液体成分，然后这固体液体混为一谈，血液就"配"好了。

细胞就像是陕西名吃"泡馍"中的那个馍，离子所构成的就是泡馍的那个汤。馍没有什么味道，风味儿都在汤里。而汤汁的美妙，就在于调料放得恰到好处。身体里的调料，丝毫不比现实中的种类少。

你看，血化验单上的离子表，包括血气分析 pH、氢离子、氢氧根离子、碳酸氢根离子等的数值，说白了就是一份配比说明书，这些离子全是调料，后面的范围告诉你这些调料应该放的量。而你身体之所以出现异常，是因为这些调料要么放多了，要么放少了。

钠离子和氯离子有点偏"咸"，氢离子偏"酸"，氢氧根离子偏"碱"，亚铁离子偏"腥"，钾离子"惹不起"，镁离子钙离子等就像"咖喱"和"胡椒粉"。

总之，这些离子的存在，使得血液有了酸碱度。不过，更确切地说，这些离子的存在，是为了要维持一定的渗透压，正常血液的渗透压将近 300mmol/L。

你肯定问，维持渗透压有何用？

还是那碗羊肉泡馍，如果厨师放了大把的调料，尤其再放了粉芡，那么汤汁会非常浓，渗透压会非常大，那么这馍将泡不开，还是干馍。对应在身体上就是，如果渗透压高了，常见的高钠血症就会导致渗透压升高，那么血细胞将会干瘪，就像那个干馍一样，血细胞一干瘪，红细胞将不能运送氧气，白细胞将无法战斗杀敌，血小板也不能很好地缝补缺口。不仅如此，高渗的环境还将从其他地方吸水入血管，最可怕的，恐怕就是脑细胞的水被无情地吸走了……

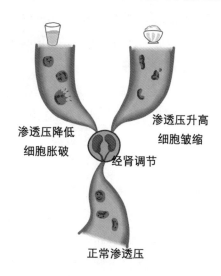

渗透压降低
细胞胀破

渗透压升高
细胞皱缩

经肾调节

正常渗透压

那如果，那碗汤淡了呢？

如果羊肉泡馍的高汤淡了，又会引发一个严重的后果，溶血。

水是非常淡的液体，如果，把馍泡进水里，毫无疑问，过一会儿，馍将泡开花了，变得非常大。在身体里，如果血液渗透压特别低，比如低钠血症或者水中毒时，血细胞也会不断地吸水胀大，可矛盾的是，血细胞还有层膜限制着它们的体积，当吸水量超过它们的膜所能承受的最大范围，"砰"的一声，血细胞就涨破了，发生了溶血。

接着，如果酸多了，身体就会酸中毒。如果碱放多了，同样身体也会碱中毒。酸碱程度在化验单上的反映，用一个 pH 来表示，正常值在 7.35～7.45，小于 7.35 为酸中毒，大于 7.45 为碱中毒。若分开来看，导致酸中毒的离子常常为氢离子和碳酸根离子；导致碱中毒的离子常常为氢氧根离子和碳酸氢根离子。

而这些离子的失调，常常跟你吃了什么关系不大，倒是跟你能不能排走关系很大。因为你不会一顿吃一斤盐或者喝一斤醋，让自己高渗或者酸中毒，因为首先你的味蕾就不同意。

所以，这么来看，肾的作用着实不小，因为废离子的排出，主力军就是肾脏。而如果肾脏开始罢工，就会导致血液中的离子不平衡，就会产生很多"中毒"的现象，尿毒症就是这么由来的。

所以，你一定好奇，正常肾是怎么滤出这些离子的？又是如何维持平衡的呢？

1.2 肾，是怎么成功地从血里挤出尿来？这才是肾的终极秘密

当你酸了、碱了，可你为什么没有中毒呢？

原因浓缩概括一下就是：酸甜苦辣咸，肾要排点盐。

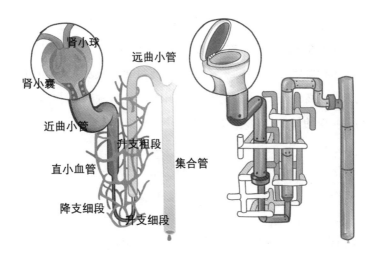

肾小球
远曲小管
肾小囊
近曲小管
升支粗段
直小血管
集合管
降支细段
升支细段

肾有种超能力，就是将多余的离子毒素，化作尿液，排出体外。

你一定好奇，这血液经过肾时，发生了什么？为什么血里能挤出尿来？

其实，答案就在肾的结构和作用上。

肾就像一个厕所所长，把大的细胞挡在外面，把小的离子从下水道冲出去。只不过更高级点的，肾会边冲边选择对它有用的离子，这个过程叫重吸收。它保留的是对你有用的精华的血液，排出的是对你没用的夹杂着多余离子的尿液。

所以，血液在肾脏进行瘦身运动，排掉了多余的离子和液体，重吸收了重要的离子，才成为名副其实的"黄金血"。

你一定好奇，它是怎么办到的？

肾的终极秘密之一：这坑很有讲究

这坑，用专业的术语就叫"肾小球"，你肯定听过各种关于肾小球疾病的肾病，如急性肾小球肾炎、狼疮肾，新月体性肾炎，急进性肾小球肾炎，如果用"坑"的理论去解释，你会发现，肾病变得相当简单。

我们都知道，入肾的血流速度为 1200ml/min，我们暂且把这理解为客流速度是 1200ml/min。如果只有一个坑，想必旅客的队伍都排到大脑了。所以，为了高效起见，肾造了 10^6 个坑，平铺开来，总面积将达 1.5 平方米，以此来维持一个较高的排泄率。

别看这坑数量多，就以为这坑跟鸡毛一样不值钱。肾造的这坑，各个都是五星级标配，而且没有备胎。换句话说，肾小球有 10^6 个，坏一个就少一个，没法再生，且 40 岁后，每 10 年，肾单位将减少 10%。

不过，你要看了这坑的构造，你会真心佩服，肾真的是绝了。

坑（肾小球）的大小是 2～8nm，这个大小就很有学问。因为如果坑大了，血细胞会掉下去，这样就会形成血尿和蛋白尿，如果坑小了，废物又滤不出去，身体就会中毒，所以，2～8nm 是一个黄金大小。

所以临床上常用菊粉和对氨基马尿酸（碘锐特）来测定肾小球功能，看看这坑的排泄速率正不正常。用血肌酐、血尿素氮、β_2 微球蛋白来判定坑的大小，因为如果肾衰竭导致坑损伤，血中的这些物质就会排不出去，导致数值增高。

其二，这坑还是带电的，而且带的是负电。也就是说，这坑会刻意让钠离子、钾离子等的正电离子加速通过，让带负电的蛋白质和血细胞反弹回去，不让滤过。这样的一个好处就是，保存你的蛋白质，避免低蛋白血症。

其三，这坑的下方，连了一个管道，名曰肾小管，是专门用来回吸收有用的离子的。当液体从坑里流下去后，速度就变为 125ml/min，这几乎是之前速度的 1/10，而且这里的管道曲里拐弯，以至于液体在这里走的时间会更长。不过，在管道里走得慢，有一个明显的优势，就是能很充分地重吸收，挑走有用的葡萄糖、氨基酸、碳酸氢根、水、Na^+、Ca^{2+}、一部分尿素等，排出不要的肌酐、H^+、K^+、NH_3。

特别的，如果你体内酸中毒时，肾还会在肾小管努力地排酸。

于是，化验单上的 $β_2$ 尿微球蛋白、$α_1$ 尿微球蛋白、血视黄醇结合蛋白升高时，常常意味着肾小管没有重新吸收，而尿比重很低时，代表着肾小管远端坏了，浓缩稀释机制已被瓦解。

🔊 肾的终极秘密之二：这坑的去向如何？

对于这个高大上的坑来说，蹲坑的这些细胞何去何从？滤过坑的这些离子又何去何从？

刚刚我们貌似忽略了没过坑的这些血细胞和大分子蛋白，这些物质构成了血液的颜色——红色，而滤过去的小分子、离子几乎是无色的，这也就是为什么血是红色的，而尿是无色的。

那么这些没过坑的庞然大物们，又会顺着出球小动脉继续回到血管，等待第二次与离子们见面。当然，他们第二次见面的地方，在下水道附近，也就是说在肾小管周围的直小血管里。因为在这里，肾小管将重吸收对身体有用的离子，并将这些离子送回血管，以维持血管里的压力和渗透压。

在第二次会见完，血液才会平安地出肾，"取其精华，弃其糟粕"才算进行完，这血液也就变成了"黄金血"。

而肾小管里剩下的液体，就会顺着肾小管，不断汇集到肾盂这个位置，再通过两侧的输尿管，汇聚到膀胱，进行存储，等待达到一定容量时，膀胱一收缩，它们即喷涌而出。

如果这条通路堵了，比如肾结石或者多囊肾，那么这情境就相当于下水道堵了，液体立刻就会淤上来，把肾撑大，挤压肾实质，导致肾实质变性，有可能会肾衰竭。

🔊 肾的终极秘密之三：如果你想多利尿，下水道才是关键

这坑底下连的下水道，是继五星级的坑后，又一个五星级的结构。而且，下水道离坑越近，重吸收能力越强，离得越远，重吸收能力越弱。

所以，根据这个特性，科学家们发明了利尿药。

你可能觉得利尿药离你很远，但其实它离你很近。

利尿药的用处那是相当广的。比如：高血压的人会用，肾病的人会用，心功能不全甚至心力衰竭的人都在用，如若你懂了利尿药，你就能明白，以上这三类疾病医生为啥用这药？

常见的利尿药可以分为3类：

第一类是以山梨醇、甘露醇为代表的利尿药，这类药相当于"外星生物"。他们通过坑，进入肾小管后，肾小管的细胞并不认识它们，所以也不会重新吸收，不吸收，排出去的就会多。再者，如果深入一点，此时的肾小管，由于溶质多，浓度大，所以肾小管里的水不会被其他细胞吸走，还是存在肾小管里，最终，尿多了，就达到利尿效果了。

第二类是以呋塞米为首的强效利尿药，这类药相当于"封闭稍近地带"。近端小管是重吸收的重要战地，而呋塞米是封闭了离近端小管一步之遥的地方，这个地方重吸收的能力低于近端但强于远端，当这个地方被封闭不重吸收了，拿的少了，剩的就多了，就会产生利尿效果。

第三类是以噻嗪类为首的利尿药，这类利尿药作用稍弱，因为它封闭的地方稍远。

1.3 肾有武艺十八般，独门绝技仅一般

> **题记：那些年我们神话了的某些肾功能**

如若你知道了肾的独门绝技，那么，你可能会是这么个反应：天啊，补肾，竟然增强的是这些功能！

肾的独门绝技，都是在关键时刻才出手。

比如，当发生低血压或失血性休克时，流进肾的血流变慢，血量减少，完全达不到肾平时的工作标准时，肾就开始施展绝技。

它的前两项绝技分别叫作促红细胞生成素（EPO）和肾素-血管紧张素-醛固酮系统。

如果你问知道这些有啥用？我会说，如果有天肾不好了，相应的这两种激素也会减少。于是，你可能会出现低血压、贫血，甚至骨质疏松。

如果你的肾很好，那么除了这两种激素，第三种激素也会分泌，不如让我们细说肾脏的这三项激素。

第一种，也叫肾素-血管紧张素-醛固酮系统。这种激素别看名字长，实质上就是帮助你升血压的，过程就是产生了醛固酮，这种激素能让肾小管生拉硬拽钠离子和水，导致回血管的液体增多，血压升高。这对于突然大失血或者呕吐频繁所致的低血压，有救命的作用。

当然，当血压下降的时候，光一种激素也不够，正常情况下，身体还会分泌另一种激素——抗利尿激素。这种激素相当于在肾小

管里从即将形成尿的液体里，往外抽水，导致尿里的水都回血管了，血压自然升高。

第二种激素，促红细胞生成素（EPO）。在肾的眼里，肾认为血压低了是因为血细胞不够了，于是分泌了一项造人的指令"促红细胞生成素（EPO）"来促进红细胞的生长。

第三种激素，是一个很人性化的激素，叫作活化的维生素 D_3。

为啥这么说？

原因很明显，光说要促进造红细胞，可问题是在哪造？造人运动如果考虑到隐私问题的话，是需要建个房的。活化的维生素 D_3 就能促进骨髓钙的吸收，而骨髓就是红细胞孕育的摇篮。总结一下，就是：造个人都管建房，生个细胞给套房。

说到这，肾的三个绝招都已介绍完了。可能与你在生产方面的期待相差甚远，但与生命却惜惜相关。

2. 神啊，我的肾是怎么一步步亏损的？

2.1 不断"挖坑补坑"，就成了急性肾小球肾炎

如果家里的坐便器裂了，相信你不会贴砖抹泥，修修打打，你的第一反应是，换一个新的吧。

但是，身体里的蹲坑（肾小球），没有备胎啊。10^6 个坑坏一个就少一个，所以，身体对待坏了的坑的态度是：修。

因为，如果不修，坑裂了，蛋白质和血细胞就会漏下去，会出现血尿、蛋白尿，你会贫血和低蛋白血症。如果修了，有可能会给坑封顶，物质再也滤不过去，水全存在身体里，形成水肿、高血压。

实际上，肾炎就是坑不断地遭受攻击，又不断地被修复的过程，就叫作肾炎。血尿、蛋白尿、水肿、高血压正是肾炎患者最基本的表现。

可是，更细节的情况，为什么身体好好的就开始攻击自己的"坑"？身体又是如何"补坑"的？常见的，肾穿之后的病理报告，如果用坑的理论去解释，竟然是花边坑、高台坑、月牙坑等不一样姿态的坑？

我知道你比较好奇，让我们慢慢讲，这关于坑的故事。

对于急性肾炎来说，往往在肾炎之前就得了上呼吸道感染、扁桃体炎、猩红热等的链球菌感染。而急进性的肾炎，往往与上呼吸道的病毒感染有关。

你肯定疑问，为啥感冒了，上呼吸道感染了，就会得肾炎？

其实，这里面多半是免疫系统作祟，自己人打自己人，打出的肾炎。

就拿急性肾炎为例，能发生急性肾炎的，多是上呼吸道感染 10 天后的患者。因为这 10 天对于身体来说，足够他们造出弹药（抗体）了。这种上呼吸道感染的患者，致病菌常常是 β—溶血性链球菌，这种细菌本身不具什么威胁，但是它们的长相不佳，就是它们的错了。

因为它们细胞表面的一些蛋白与肾"蹲坑"的表面蛋白有些相

像，以至于免疫系统在打击链球菌的同时，也把肾的"蹲坑"——肾小球给攻击了。

这个长得相同的蛋白就叫"共同抗原"，正是共同抗原的存在，才会引发自家人打自家人的闹剧。同样，如狼疮在内的很多自身免疫性疾病，正是这个道理。

当免疫系统攻击了自己的排泄坑道，肾是不会坐视不管的，它会修复，但是这修复技术，远差于原装的"蹲坑"，以至于产生了一个病理结果叫作某某细胞增生。

其实这某某细胞就相当于加盖的砖头，根据不同病因加盖的砖头不同。比如，链球菌感染的急性肾炎，就会出现内皮和系膜细胞增生；IgA肾病就会出现系膜及系膜基质增生。

这加盖的结果，其实就相当于把平地的蹲坑，变成两米的蹲坑，也许还盖了盖儿，减弱了它的滤过作用。但也许，这样的结果，对于轻症的肾炎来说，正好能减轻肾小球的负担，给它们时间，让它们自主恢复。

因为，急性肾炎往往都是自限性的疾病，以休息和对症治疗为主。不宜使用糖皮质激素和细胞毒药物。急性肾衰竭患者可予透析，待其自然恢复。

那急进性肾小球肾炎到底是怎么一回事呢？

其实，它就是在肾炎的基础上，变得更加严重了。加盖的砖头也越来越多，以至于都形成了一个特定的像月牙一样的加盖形状，名曰新月体，所以急进性肾小球肾炎 Ⅱ 型，也叫新月体性肾炎。

它比急性肾炎重。因为免疫反应过于凶猛，所以急进性肾小球肾炎 Ⅱ 型常常用血浆置换来清除血液中的抗体，让身体无法攻击被锚定的肾脏，之后用糖皮质激素和环磷酰胺来抗炎。

2.2　经常听说肾衰竭、尿毒症，那究竟是咋回事呢？

如果说得通俗一点，就是废物没排出去，引发了全身中毒。

而废物常常经肾排出，肾不能排废物了，就肾衰竭。

如果此时，你是一个下水工，发现下水道里没有尿，你会觉得仅仅是坑的原因吗？

医生其实也不这么觉得。所以他们对于肾衰竭，要查三部分：肾前、肾、肾后。翻译过来就是：蹲坑的人没了，坑坏了，下水道的末路堵了。

蹲坑的人没了，对应的是入肾的血流少了，常常由失血过多和心排血量降低导致。下水道的末路堵了，对应的是尿路梗阻，用 B 超、CT、磁共振甚至尿路造影都能看到。但就是这坑坏了，导致的后果很多，原因复杂，而且，它的检查方法也令很多人害怕，因为它要"肾穿"。

肾穿，就相当于把肾脏取一小点组织，然后放在显微镜下观察，看看这微观的"坑和紧接着的下水管"究竟出了什么差错。

肾穿的一个优点就是，简明扼要，很少误诊，所以它常常是肾病诊断的金标准。

◀《 急性肾损伤（肾小管性肾衰竭）

如果让你 3 天都不能吃饭，相信你会饿极，甚至会"饿极生悲"。

如果让肾断了血流，肾也会饿极，发生急性肾衰竭，又叫急性肾损伤。

如果用坑和下水道的理论来说，就是这坑和下水道缺人用，风化掉了。不过，如果更进一步问个问题，坑和下水道都没人用，哪个部件会先死，你的答案是？

你肯定嫌我无聊，反问道，知道这有啥用？

别急，急性肾衰竭分为肾小球性和肾小管性的，这两种肾衰竭造成的结果恰恰相反。而且，最多见的肾衰竭，居然是肾小管性的，也就是说下水道会坏得更快。你肯定又疑惑了，为啥？

因为对于坑来说，也就是肾小球，它有两套供血的途径，有双保险。而对于肾小管来说，它只有一套供血途径，如果把这条路断了，就相当于断了它的命，于是肾小管会先发生坏死，引起肾小管性肾衰竭。

所以急性肾损伤的代表就是肾小管性肾衰竭，不如让我们好生说道说道这个疾病。

如果肾功能在 48 小时内急剧减退，而血肌酐又在持续爆棚，大于 0.3mg/dl，再加上不怎么尿尿的话，也就是说尿量小于 0.5ml/(kg·h)又持续 6 小时以上时，毫无疑问，是急性肾损伤了。

那急性肾损伤，肾小管发生坏死，将会引发什么后果？

首当其冲的就是，病人会尿得少还有尿得淡。你要问我尿少了有啥影响，我会告诉你活人就会被尿憋死，因为我们每天都要尿一定的量，这些尿相当于排污，如果没尿出，就会待在身体里给人造成负担。

你要问我为啥非要知道尿得少和淡？我会告诉你，这样你就能看懂你的尿检单。肾小管之所以坏死，是因为缺血，而尿又从血里来，所以这么看来，因为血少了所以会尿得少。又因为，正常人体产生的原尿为 180L，而每天实际尿出才 1.5L，这中间的大量的水和离子都被肾小管重新吸收，所以这个环节就是肾小管的尿浓缩机制。而肾小管坏了，尿液浓缩机制就会被破坏，所以会尿得淡。

这在化验单上的表现为：尿比重＜1.010，尿渗透压小于350mOsm/kg H$_2$O，尿钠浓度＞40mmol/L。

再者，当肾小管坏了，正常身体要往里加的一些废物离子，就加不进去了，很明显的一点就是，血肌酐这个废物还会待在血管里游荡。

所以，化验单上的这两个指标又会异常：血尿素氮／血肌酐＜10～15，尿肌酐／血肌酐＜20。血肌酐在分母，分母大了，比值就会变小。

所以，当你的尿检化验单，都满足以上这些项时，很有可能这就是肾小管性肾损伤。

至于急性肾衰竭全身中毒的表现是什么，怎么样治疗。如果你感兴趣，下面一节就会详细叙述。

因为，本质上，急性肾衰竭和慢性肾衰竭都会损伤肾单位，导致的后果几乎相同，只不过，急性的症状是立刻出现，而慢性的症状是一点点地显现，虽然慢，但症状一个都不会少。

所以，对身体而言，有钱才不任性呢。这年头，有尿才任性。

📢 慢性肾衰竭

如果把景区的厕所封掉一半，那么接下来，景区面临的状况，就可以称得上慢性肾衰竭。

你肯定纳闷儿，这究竟是怎么回事？

其实，一个完整的排泄通道是：坑加上下水道。那么坑加上下水道就叫作一个肾单位，即肾小球、肾小囊和肾小管。慢性肾衰竭就是这些肾单位在不断封闭的过程。

当一两个坑关闭，在景区里需要解手的人还可以去其他地方周转一下。而当超过一半以上的坑都封了，那么剩下一半的厕所将被挤爆，并且由于代偿，这些厕所的使用速度将会加快，致使厕所的各种损耗也会加快，于是这些厕所里又有很多坑坏了，人员又被分到仅剩的能用的厕所里，又再重复上述的过程，无数个循环过后，肾将报废，于是肾衰竭了……

于身体而言，就是这个样子。一个个肾单位承载着排出废物，重吸收营养的作用。一侧肾有 10^6 个肾单位，当 50 万个肾单位开始损坏的时候，进到肾脏的血液将被邻近的健康的肾单位所负责，这些肾单位相当于干了别人 2 倍的活。但由于原有问题没有纠正，每天还会有新的肾单位在死亡，那么本该这个肾单位过滤的血液量又会加到邻近肾单位，形成负担，导致邻近的肾单位过劳死。这就像多米诺骨牌一样在恶化，一个肾单位的死亡"必然"加速其他肾单位的死亡。

那么，这样下去的后果是什么呢？

还记得最开始我们说过的，肾是一个非常好的 CEO，"造个'人'都管建'房'，生个细胞给套'房'"。现在，肾坏了，就会既不造"人"也不建"房"。也就是说，你会出现贫血和钙缺乏，低钙又会引发高磷血症，因为在身体里，有这么一个奇怪的等式，钙的量乘以磷的量等于四十，所以，一个高了另一个就会低。

但这些表现都是很基础的，真正要命的是下面要说的。

当肾衰竭了，本身要排的废物排不出去，就会引发致命的后果。

我们可以想象一个场景，就是当下水道堵了，下水道的污水翻腾上来的场景。肾现在就是这么个情况。当血液无法过滤的时候，尿还会待在血液里缠绵，于是，血液里有浓浓的尿味儿。

这在宏观上的表现就是，食欲不振口腔有尿味儿。这在血管上的表现就是，尿存在血液里，增加了血液的容量，于是会出现高血压和左心室肥厚。当把这个过程加上一个时间的期限，你会发现，心脏会衰竭。因为一个正常人每天产生 1.5L 的尿，当这些尿都尿不出，那么就相当于每天给血管里加 1.5L 的液体，心脏原本只需要推动 2 桶大可乐的血液前行，现在每 2 天让心脏多推一个大可乐的量，就会把心脏累坏，发生心力衰竭，紧接着肺水肿，脑供血也会不足，引起神智淡漠、精神异常等严重后果……

正常尿液中含有钾离子、钠离子、氢离子等，当这些离子没有被排掉而是进了血管，后果将是复杂的。比如：氢离子多了会引起代谢性酸中毒，钠离子多了会引起水钠潴留，钾离子多了将更恐怖，因为会发生高钾血症，这个会影响心脏发电，容易导致心脏停搏。

你会发现，肾衰竭之后，影响的远远不止一个系统，各个系统都乱七八糟，波及面之广，快赶上一个"核电站的辐射范围了"。

如果你能把上述肾衰竭的危害理解得很到位，那么，这治疗对你来说将是轻车熟路。

对于其他后果，包括贫血、低钙、高磷，由于这些物质都能人工造出来，于是医生会给你人为地补钙，补促红细胞生成素（rHuEPO），并且限制你的磷的摄入，最起码不能喝可乐，因为可乐的磷含量很高。

其次，对于高血压，我们会选用一个万能的办法，就是放水。用利尿药帮助你排尿（利尿药在前文有详细介绍）。在这同时，还会用一些扩血管的药，例如 ACEI、ARB、β 受体阻滞药等的药。

第三，对于刚才乱七八糟的代谢症状，我们本着调平衡的原则，酸了就补碱，也就是在医生监测下，根据医嘱口服很常见的碳酸氢钠。高钾血症，就用胰岛素加高糖，促进钾离子进细胞，好降低血管中的钾离子量。而水钠潴留，你刚刚用利尿药的时候，就已经改善了。

你有没有感觉，肾衰竭的患者用药很多，有些忙不过来。

更快捷一点的方法，就是透析。在体外接一个管子连着机器，把你体内的血液过一遍这个机器，让机器滤除对你没用的离子和蛋白，然后再把血回输进你的体内。但这样有一个不好的地方在于，你要频繁地去透析。

但不管吃药，还是透析，都是仅仅起到了维持的作用，没有真正治疗这个疾病。

后来，考虑到一个人有两个肾，还有个备胎。就开始了通向治愈的方法，这个方法就是肾移植。

再后来，有了更多希望。也许有一天，这个肾不用从别人身上拿，我们可以 3D 打印了……

2.3　未来，也许我们可以打印肾脏

如果你只知道肾移植，那么你就 OUT 了。各种新型代替肾脏的方式正在如火如荼地进行，其中，最具吸引力的将是 3D 打印。

当然，对于怎么再长出一个肾脏，科学家们也是绞尽脑汁，于是发展出了 3 个方向，分别是：干细胞，再生医学和 3D 打印（这三种方式尚处于实验室探索阶段）。

（1）干细胞疗法：有学者提出用干细胞治疗肾衰竭

咱们先来科普一下干细胞吧，干细胞和癌细胞其实就是左手天使右手魔鬼的关系，只一念之差而已。

他们两个都有很强的分裂能力，只不过干细胞品德高尚，分裂分化为机体所需的类型。而癌细胞呢，只会一味地复制粘贴，所有后代几乎完全相同，幼稚没有工作能力。不仅如此，还吃身体的，用身体的，连代谢废物都要身体去清理，严重加重了身体的负担，于是，癌症拖垮了身体。

所以，干细胞疗法的思路就是，将干细胞注射到肾脏里，让这些干细胞在肾脏的环境里自由成长，分化成肾脏需要的细胞，如肾小管上皮细胞、足突、脏层上皮细胞等，以满足机体修复肾单位的欲望。

但也有学者提出，干细胞疗法是一场危险的游戏，你不知道它到底是天使还是魔鬼，因为身体里的环境不好控制。

（2）器官再生

在自然界，壁虎的尾巴断了可以再长出来，蚯蚓断成若干段还能长成若干个蚯蚓。而对于人来说，如果一个人能变成许多个人，也许就只有孙悟空能做到了。

但是，如果你细分到器官，你会发现，肝脏也能做到。

在我们人体，再生能力最强的应该算是肝脏了，只要不少于1/4且无瘢痕，肝脏就能再生出一个完整的肝脏，研究人员发现，只要给机体提供一类由多种蛋白质、纤维和细胞构成的启动元件，或者克隆已在成年患者体内发现半特异化的干细胞，就能让机体替换掉损伤的细胞，从而实现再生。

于是，从肝脏再生得到的启示，被应用到其他器官的再生，比如手指的示指、肾脏、毛囊等。

（3）3D 打印肾脏

3D 打印可谓近年最热的词之一，当我们的打印机从平面过渡到三维空间，从铺垫油墨到铺垫细胞，整个世界似乎都在打印进行时。

3D 打印出来的肾脏可谓诸多优点于一身。

首先，这些细胞来源于自己，所以没有排斥反应。第二我们可以在体外模拟体内液体成分，在体外检测这个肾的功能，功能完备完美后，再移植给患者。第三，3D 打印肾脏的速度非常快，差不多 6 小时就能打印一个肾脏。

你有没有被这个技术惊呆？这个技术可谓完全颠覆了我们以往制造东西的思路。以前在手术中，我们都在做减法，永远都是"切切切"。而这种技术，是在做加法，怎么样贴细胞，使它一层层垒起来，组成一个器官。

2011 年由威克弗里斯特再生医学研究所的安东尼·阿塔拉用 3D 打印技术，打印出了一个真实大小的肾脏，这个 3D 打印将实验室培养的活细胞一层层地堆积在一个中央平台上，电机的所有动作都基于一个高度精确的三维数字图案，使用的原料是活细胞悬液。

但两年前，阿塔拉所演示的打印肾脏还不能直接用于移植，它缺少 2 个重要的部件：进坑的路和下水道。也就是说它缺少血管和收集尿液的小管。所以虽然这个肾脏外观看着很诱人像真的一样，但其实是没有功能的。

你肯定想不到一次人体展加一顿饭，就提供了一个解决方案。

宾夕法尼亚大学的乔丹·米勒参观人体世界展览时，被标本制作人员制作的大血管吸引住了。原来这大血管在制作的时候，先将硅胶注射到血管中，再溶解掉剩下的有机组织，大血管就能定型。

乔丹·米勒想这不是跟 3D 打印肾脏血管有异曲同工之妙，但现实的问题是，溶解硅胶的化学试剂是有毒的，不能用在活人身上。

后来，米勒在一次吃饭中得到了灵感，服务员端上一份精致的用硬糖镶边的甜点时，他想到了可用水清洗掉的糖来构建模具。

于是，他们先用糖打印，并用一种生物相容性良好的聚合物覆盖这一框架，防止糖过快溶解，接着，用细胞外基质和血管内皮细胞的混合物，包裹住整个结构，最后用水洗掉糖，留下来的就是由活细胞构成的牢固血管。

正是这样，2011 年在 TED 大会上，才出现了用 3D 打印技术打印出的一个有血管、有肾小管的肾脏。这一技术的进步，让人们又看到了新的希望。

3.憋尿时，你的身体在发生着什么？

我们都经历过为了不想起床而一憋再憋；为了多得几分，纵使有尿也不丢试卷，一忍再忍；花园景区，吃喝玩乐，谁知水已满腹，却无法找到厕所；亦或是女厕门口永远是排队等待……

我们总会经历各种各样的憋尿现象，可你知道你在憋尿，你的身体正在发生着什么？

一个成年人膀胱的容量大概有 500ml，也就是相当于一瓶可乐的大小。你摇一摇可乐，就会觉得可乐瓶有种压力向外胀。人体的膀胱上布满了各种压力传感器。

从两侧肾脏收集的尿液会顺着输尿管来到膀胱进行储存，当储存的液体逐渐变多时，你的膀胱就会告诉你的大脑："哥们儿，该找厕所去解手了。"而你的大脑指挥眼睛迅速张望，发现方圆一公里内没有厕所，于是，你的大脑皮质开始下达一个指令："兄弟，一定要憋住。"

于是，膀胱的变移上皮就会展开拉平，来维持一定的容积，使尿液不会排向尿道。但这 5 分钟 10 分钟还好，憋上几个小时，又会怎么样呢？

毫无疑问，容易尿潴留和膀胱炎，甚至膀胱破裂。

当膀胱习惯一味地被撑着，它的肌肉就会退化，下次尿尿的时候，膀胱就不能很好地收缩，产生一个助力，推动尿液前行。于是，尿液会潴留在膀胱内。而尿液不是完全无菌的，它在膀胱内容易滋生细菌，引起膀胱炎和尿道炎。

那如果，憋得更久一点呢？

想想大卡车司机，他们经常会憋上一大泡尿，这就增加了膀胱破裂的风险。尤其是方向盘的最低点，刚好对着膀胱，稍微一个急刹车，就有可能引起膀胱破裂。

然而，往往身体不会给你膀胱破裂的机会，也就是说，大脑不会让你憋住的，他们会调动一切肌肉，让你尿裤子。不过，对于骨盆有过损伤，本身膀胱有过伤害的人来说，还是有可能膀胱破裂的。

造血系统

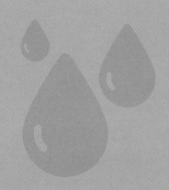

血液，多么性感的一个词。

血液，多么神秘的一个词。

血液自古以来就带着浓厚的神秘色彩，在远古人类还不了解自然的时候就开始了血祭。血液不仅是血液，在男人的世界里，血液代表血性，在女人的世界里，血液代表传承，一脉相传。

1. 血液，生命的源泉

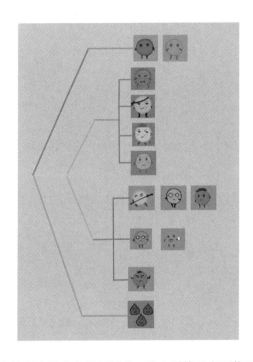

　　血液奔流不息地在血管里涌动，造血系统日夜不停地为身体输送着健康的血细胞。在骨髓的世界里，造血干细胞是有再生能力的，可以生二胎、三胎，而一般的细胞大多没有再生能力。

　　因为骨髓就像幼儿园一样，希望多多培养这些孩子，坚持"一切为了孩子，为了一切孩子"。

　　骨髓将这些孩子自动地分成大班、中班、小班。

大班就是培育需要量很大很大的红细胞，中班就是将来会成为警力的粒细胞和淋巴细胞，小班则是血小板，也叫小个子裁缝。

大班的红细胞，构成了我们血液的颜色——红色。很多血液疾病其实都跟它的质量和数量有关。红细胞最大的作用，就是数量多，数量级在 10^{12}。功能是给身体源源不断地送去氧气，再回收各个细胞的二氧化碳，以保持身体的内环境稳定。

当然，由于身体用氧量大，所以，部分红细胞还没读完大班就会从幼儿园提前毕业。没错，这就是化验单上大名鼎鼎的网织红细胞，它属于比较幼稚的红细胞，需要在血液中逐渐成熟，才能获得执照，带证上岗，成为一名名副其实的红细胞。

接下来是中班的粒细胞和淋巴细胞，如果感兴趣，请您直接翻到免疫系统，在那儿能保证您大饱眼福。

对于小班的血小板来说，它们就比较可爱了，有点像霍比特人。而小身材，对它们来说恰恰是最大的优点，因为小就代表灵活。每一个血小板都是一个小补丁，哪烂了就补哪，而且因为小，所以任何形状的伤口，它都能很好地叠加覆盖，不会浪费。但美好的即是短暂的，它本人的生存期就只有 7～14 天。

这三大主流人员几乎是神秘血液的全部秘密，一切的血液病都是以这三类细胞数量和质量的变化展开的。

如果我们站在一个更高的角度去看血液病，你会发现，血液病说白了就是人口问题。

往大了看，纵观全球，有人才有国家，人口问题关乎国家存亡。人少了容易跟不上国家发展，轻则国家发展滞后，重则国家从世界版图上消失。人少了就相当于以再生障碍性贫血为代表的一类疾病。

而人多了呢，也是事儿。因为资源是有限的，人多就会发生可怕的竞争，一种种族的细胞取胜，其他的细胞就会退位，但是身体需要的是这些细胞打配合，而不是一种细胞一枝独秀，于是，问题来了，白血病就是这样一类问题。

　　你是不是觉得，血液病的问题还挺有意思，谁多谁少就能改变身体的格局？

　　没错，你大可以做一次侦探，去探秘你原以为神秘的血液疾病，也可以大开眼界，看看科学家如何玩转血液。

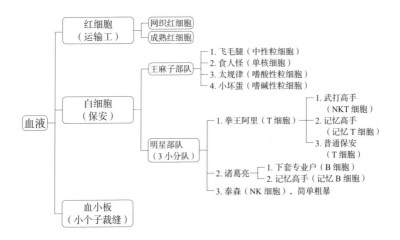

2. 输血配型，Rh 孕妇流产的怪圈

如若你弄清楚了 ABO 血型，就能自己判断是否是爸妈亲生的？

如若你真的是抱着测试你们的亲缘关系的目的，那这口就专为你准备的。

如果你爸妈还拿"你是街边捡来的"来搪塞你，那你可以正大光明地告诉他们，血型显示，我不是隔壁老王的孩子。

其实 ABO 血型，是最基本的配型，也是最简单的。

要理解好配型，我们需要知道这样两个前提：

1）血液是由血细胞和血浆组成的，血细胞像个美人楚楚动人，而血浆里存在抗体，这些抗体虎视眈眈，而且这些抗体要么抗 A，要么抗 B。

2）这些虎视眈眈的抗体。它们不会攻击自己的血细胞，但会攻击别人的血细胞。

所以，这么来看：

A 型血 ＝ A 型血细胞 + 抗 B 的抗体

B 型血 ＝ B 型血细胞 + 抗 A 的抗体

O 型血 ＝ O 型血细胞 + 抗 A 的抗体 + 抗 B 的抗体

AB 型血 ＝ AB 型血细胞 + 无抗体

你看啊，对于 A 型血来说，它的抗体是抗击 B 型血的，也就是说这些抗体不会抗击自己，所以 A 型血的人输血时最好输 A 型血。如果他们输了 B 型血，那么 A 体内的抗体势必会攻击 B 型血

的血细胞，B 型血里的抗体也会攻击 A 型血的血细胞，就相当于在交叉攻击，结果是非常惨烈的，就是广泛的溶血，会损伤肾脏，甚至致命。

因为广泛溶血，红细胞就会被撕破，里面的内容物血红蛋白就会流出，因为血红蛋白相对于离子来说显然是庞然大物。如果很幸运，血红蛋白从肾滤出，成功地排出体外，那么你将很惊恐。因为你会发现自己的尿变成棕色的了，没错，这就是著名的血红蛋白尿，尿之所以掺了颜色是因为这种色是破碎的红细胞释放出的血红蛋白。

B 型血的道理，跟 A 的一样。

最特殊的要属 O 型血了，你肯定会疑问，为啥它的抗体有两种？

因为 O 型血的血细胞，长得就跟 O 一样，表面上光秃秃的，使得这些抗体即使存在也不能与之结合，产生攻击，所以 O 型血的人虽然含有两种抗体，但非常安全。

有人说 O 型血是万能的供血者，你能否用批判的思维去判断这句话是对是错？

其实这话要说对也不全对，要说错也不全错。

因为，对于要输血的人来说，你需要的是别人的血细胞能很好地在你身体里运来氧气运走二氧化碳。而你要做的是，保证你体内的免疫系统不去攻击这些外来的血细胞。

要做到不攻击，最好的做法其实是，完全的配型，比如 A 型配 A 型。

但实际情况是，血源有可能不足，所以，我们就有了一个次优的方案，输 O 型血。

你看，输进去的 O 型血，这些血细胞表面光秃秃，你体内的抗体就算识别出来，也攻击不了他们。相反，这些光秃秃的血细胞还在正常地履行功能，这就达到了输血的目的，运氧气运走二氧化碳。

但是，我们需要的是 O 型血的血细胞，对于 O 型血汤汤水水的那部分，也就是 O 型血的血浆，我们是不需要的。因为，这血浆里有抗体，既抗 A 又抗 B。无论你是 A 型、B 型，总有一种抗体是针对你的，所以，你自己的血细胞会遭到攻击，发生溶血。

但为什么输 O 型血没有产生严重后果呢？

一个很直接的原因在于，对于次优的输血方案来说，输血的量跟你全身来比毕竟很少。对于一个 120 斤的人来说，他全部的血量在 4.2～4.8L，相当于过年的两大桶可乐，而输血的量可能还不及一瓶 600ml 的瓶装可乐。

所以，O 型血是万能血，其实是一种大正小误的输血方案。

就剩下最后一种 AB 型血了，如果你感兴趣，你会发现，它跟 O 型血恰恰相反。它的血细胞上长了两种形状的蛋白，既长了 A 又长了 B，所以，他的体内不会出现针对自己的抗体，也就是说，它没有针对 A\B 的抗体，简而言之，他没有这两种抗体。

所以，有人又把 AB 型血的人，叫作万能的受血者，也就是说，他们能接受任何人的血液。

但其实，如果你弄明白了 O 型血的大正小误，你就会发现，这种说法也是大正小误，因为，他们没有考虑到血浆里的抗体。

你现在是不是已经清楚，输血配型是咋回事了？

别急，还有更先进的输血方法。

一个叫作"剔除"，一个叫作"存钱"。

其实"剔除"，就是针对刚刚说到的大正小误的方案，我们只需要把无关的东西剔除就好。比如，我贫血了，那我就只输血细胞，不要血浆，这样既节省又减少免疫反应。这种方式在医学上称为"成分输血"。

另一个"存钱"，多用于稀有血型，或者手术前。什么意思呢？

原理其实非常简单，跟你在银行存钱一样。平时你在银行存的钱，那叫提前抽血，等你着急用钱时，把之前存的钱提取出来用，叫自体回输血。在你不急着用血的时候抽血储存，激发机体的造血能力，当你急需用血的时候，再把之前储存的血回输进来，这里面最大的好处就是：省钱又安全，都是自己的，所以几乎没有免疫反应。

输血配型，相信你已经十分清楚了。

接下来，我知道你跃跃欲试，想判断自己是不是亲生的？

来看看这个有趣的表格吧。

一个 A 型血的父亲和一个 B 型血的母亲结婚，A 型血的基因型可以是 AA，也可以是 AO，都表现为 A 型血，同理 B 型血也一样，可以是 BB，也可以是 BO。纯合子 AA×BB，得出的子女只能是 AB 型血。而其他情况就可能 AA×BO，AO×BB，AO×BO，这里最复杂的就是 AO×BO，我们就以它为例。杂合子型 AO×BO 型结合，他们的孩子有可能百花齐放。因为，这存在一个交叉配型：AO×BO＝AB、AO、BO、OO 所以他们的孩子可以四种血型都占全。

相对的，其他三种情况无非是：

AO×OO＝AO、OO（父母双方，一个 A 型，一个 O 型，孩子则为 A 型或 O 型）

BO×OO＝BO、OO（父母双方，一个 B 型，一个 O 型，孩子则为 B 型或 O 型）

OO×OO＝OO（父母双方，都为 O 型，则孩子必为 O 型）

如果你父母都是 O 型血，而你不是……请脑洞打开，想想自己是不是捡来的？

Rh 孕妇流产的怪圈

Rh 血，堪称血液界的"熊猫血"，弥足珍贵。

Rh 血，也充分体现了一个词"人心隔肚皮"。这肚皮不是别的，正是孕妇的肚皮。

你肯定好奇，这 Rh 血，究竟怎么回事，让母子二人不能同心，开始互相攻击？

其实，原因就是"只因为在人群中，多看了宝宝一眼"。

如果一个 Rh(-)的妈妈，怀了一个血型是 Rh(+)的宝宝。那么在这个妈妈第一次怀孕时，她体内的免疫系统将第一次看这个宝宝，虽然母亲体内的免疫系统将这个宝宝视作异物，但因为事先没有准备好相对应的抗体，免疫系统并没有主动攻击宝宝，所以，第一个宝宝是幸运的。

然而，如果这名母亲再次怀孕，又怀了 Rh(+)的宝宝，那么第二个宝宝将是不幸。因为母亲的免疫系统在见过第一个宝宝后，就开始制造针对 Rh(+)宝宝的抗体，不仅如此，母亲体内的 T 细胞和 B 细胞还分化出了专门的"记忆 T 细胞"和"记忆 B 细胞"，这些细胞能清晰地对宝宝这个异物进行记忆，以便再次接触时能更迅速地展开反击。

于是，第二个宝宝就惨了，会被母亲的免疫系统攻击。

但是，你不觉得奇怪吗？

为什么血型不符的孕妇和孩子，仅仅 Rh 血型发生溶血，而ABO 血型不符的孕产妇，却可以和孩子和睦相处？免疫系统怎么能如此偏心？

其实，这里面的秘密，就在于母亲进化出了一个很先进的、保护孩子的利器——胎盘。

这个胎盘不仅能给予孩子营养，更是一个很好的屏障，保护着孩子。它就像一个筛网一样，拦住了母亲体内的大个头的抗体，如ABO 血型产生的抗体就是 IgM，这种抗体天生巨大，所以过不了胎盘，就无法顺着血液循环达到胎儿体内，也就伤害不了胎儿，所以，这就是 ABO 血型不符的孕妇可以与孩子和谐相处的原因。

至于 Rh 血型的孕妇，她们体内产生抗体是 IgG，这些抗体天生个头小一些，可以通过筛网漏过去攻击孩子，当这些 IgG 抗体和孩子体内 Rh(+)的血细胞结合的时候，就会引起孩子体内免疫系统的注意，引发补体反应，当补体把标记了 IgG 抗体的红细胞攻击的时候，孩子体内就发生了溶血，俗称"新生儿溶血"。

我知道，当妈的，最关心的还是咋治。尤其知道这原因跟自己有关后，更是急迫地想知道治疗方法。

其实，让我们理性地分析下宝宝身上的反应，我们就能做出正确的抉择。

对于宝宝来说，他现在最想要的就是别让更多的红细胞再破碎了，让已破碎的红细胞更好地排出去。

从这个角度出发，就出现了换血和光照的疗法。

换血啊，就是相当于把孩子体内被 IgG 抗体标记的红细胞换出来，把没有任何标记的红细胞输进去，这样，孩子体内的免疫系统就不会去攻击这些细胞，也就不会发生溶血。

至于光照，就是为了能让破裂的红细胞更好地溶于水，随胆汁和尿排出体外。

3. 贫血圈的悖论，往往你最该重视的，反而没有重视

贫血不是病，病起来要人命。

对于贫血，这里面常常有一个奇怪的悖论。

如果你在生理期，大姨妈的量还没没过一片卫生巾，但你还苍白虚弱的话，那很可能是你的造血功能出现问题导致的贫血。

如果你还在生理期，一次大姨妈的量十包卫生巾都不够用的话，那很可能是经血的流失导致的贫血。

如果你顺利度过生理期，开始输血治疗，但效果反而更差，那可能是因为溶血导致的贫血。

其实，上面 3 个看似荒谬的假设，却道出了贫血的三种原因：分别是造不出血，丢失过多和攻击消耗。

这三个方面几乎涵盖了所有贫血的原因。

可是，悖论常常出现在对待它们的态度上。

不信？

这里有个技巧，让你能迅速判断贫血。然后我们就好好聊聊这个悖论。你知道除了抽血化验外，怎样才能迅速地做出判断吗？

毫无疑问，就是找身体上"又薄又透明"的地方，观察它们的颜色。相信你心中已经有了很好的身体部位，那么，排第一的非指甲莫属。通过观察指甲是否红润，指甲是否往里凹就能大概判断。

第二处，要属嘴唇了，注意观察看嘴唇红不红。第三处，要属眼睑结膜了，也就是内眼皮，大夫们会扒开看看是否苍白。

剩下的，一些反应也能迅速帮你定位这个人是不是贫血。因为血液是给全身供给营养的，当血液减少不够供给，那身体各个系统都会出现反应，而且往往是需血量大的器官，反应越强烈。

比如：贫血会导致很多大脑的症状：头痛头晕，失眠耳鸣，记忆力减退，注意力不集中等。对呼吸和心脏也有很大影响，病人会心悸气短，体力下降，容易疲劳。因为红细胞少了，带去的氧气很少，身体十分缺氧，所以它一方面通过加快气体的进量，另一方面加快循环的次数，以期满足机体的需氧。接下来，会有消化不良，内分泌异常，免疫力低下等。

如果出现了以上症状，那很有可能是贫血了。

接着，将会出现这样的悖论。

对于第一类贫血造不出血。往往是最该重视的，却常常被病人忽视。而第二、三类贫血，往往还没产生严重后果，在贫血的开头，病人就已经大惊失色，高呼大夫救命，"流血了！"

其实，对于看得见的红，由于你的重视，处理的方式会相当迅速直接。对于溶血产生的酱油色的血红蛋白尿，那么最快的方式，就是通过透析，过滤掉已经破碎的红细胞，再者用些激素减弱免疫反应。

而对于更暴力的创伤性出血，你的高音"喇叭"已经着实让大夫打起一百分的精神，专注地进行清创缝合止血，如果这还不够，就再输血将失掉的血补回来。

但是，对于第一类贫血，因为不明显，所以很容易忽略。

曾几何时，有一位重度贫血的郊县农民，自以为贫血不是事。

结果，当针管扎进他的静脉，抽出来的血，让现场的医务人员惊呆了，血色不是深红，而是淡红。

这种不重视，带来的结果，显然是悲剧的，因为当血红蛋白低于30g/L，就是极重度的贫血，会危及生命。

关于造血不足，它的事发地是骨髓，这是一个多是非的地方。因为它的任务很艰巨，它只有赚钱养家，才能让身体貌美如花。当骨髓内部出现问题，红细胞的质量和数量就会大打折扣。

对于红细胞的质量大打折扣，说的就是一类跟遗传相关的贫血，以地中海贫血和镰刀形细胞贫血症为代表。我们对于这种遗传类的疾病，能做的就是防患于未然，如果家族中有这种贫血的，一定在怀宝宝的时候，去做基因筛查，做好排除。

对于红细胞数量少的，这就相当于骨髓把孩子没养好，最大的原因，就是孩子的奶粉严重不足。没错，这就是一类以缺铁性贫血为代表的疾病。当然，红细胞的合成不仅仅需要铁，还需要叶酸、维生素 B_{12}、血红蛋白等，这些都相当于奶粉。缺了维生素 B_{12}，就会引起刚才提到的巨幼细胞性贫血。

那么，对于这种缺原料的疾病，最快的方式就是早早做出贫血判断，然后开始缺啥补啥。我们可以通过口服硫酸亚铁和右旋糖酐铁来补充铁，可以通过口服叶酸或者肌内注射维生素 B_{12} 来治疗巨幼细胞性贫血。

但是，在服药期间，有一些假象会干扰治疗计划。

缺铁性贫血的化验单，有可能会蒙蔽你的双眼。

比如通过补铁后，你会发现自己 5~10 天后，网织红细胞升高了，血红蛋白在2周左右开始回升，1~2月恢复正常，此时，血的化验单也显示一切正常。但其实，这些仅仅是表面。身体的铁蛋白仓库还空空如也，需要继续服用铁剂来补充，也就是说，在血红蛋白正常后，还需要服用 4~6 个月的铁剂，才算真正意义上的不缺铁了。

4. 能让你七孔流血的，不是美女，而是紫癜

电影里有个桥段，当唐伯虎看到秋香，他开始不知不觉地七孔流血。

如果此时的秋香，看过一些医书，她也许会这么说："9527，别人笑你太疯癫，我看你是得紫癜。你频繁流血，要么是免疫性血小板减少性紫癜，这种病病因不明；要么是血友病，这种病有家族遗传，无论哪种都快去医院瞧一瞧。"

其实这两种病，也是非常常见的出血性疾病。归根结底，这病与身体的裁缝有关。

在自然界，能兜住隐私部位的，除了树叶，还有裁缝。

而在身体里，能兜住你血液的，是由"管子、裁缝和网子"组成的一套系统。这个管子就是血管，裁缝就是血小板，网子则代表复杂的凝血机制。如果这套系统里任意一个工具坏了，身体将会出血不止。比如：会很容易鼻出血，牙龈出血，月经量很多，或者轻度外伤小手术后出血不止，更有甚者，由于你的膝关节和踝关节承

载着你的重量，所以它们容易关节内出血。

不如，让我们看看身体正常是怎么打配合，做到滴水不漏的。

我们可以想象一个充满了水的橡皮管，突然，被人用刀划开一个小口子，毫无疑问，漏水了。本能的，这个橡皮管会收缩，导致外漏的水瞬间减少。血管的弹性作用在凝血时会有大用处，因为它可以在神经体液的刺激下，发生收缩，减少出血。接着，一个个血小板们会手拉手地向缺口处靠拢，围成一堵血小板墙，挡住血液外流。接下来，凝血系统激活，凝血因子开始在血管里用纤维蛋白织"渔网"，一方面堵住血管，让血流别走这里绕路前行，另一方面也可网住血小板和红细胞，这样它就相当于一个创可贴，贴住了伤口。当伤口长上了，身体的抗凝机制又会激活，于是"渔网"破了，血流又恢复畅通，这个打补丁的血管又可以开始重新工作。

你肯定会疑问，知道这有啥用？

知道这，你就会豁然明朗异常的出血是咋回事。

比如，对于免疫性血小板减少性紫癜，这种病虽然病因不明，但受伤的细胞已经确定，那就是血小板，是自身的免疫系统攻击了自身的血小板，导致身体没了裁缝，出血不止。

而血友病则跟织的渔网有关。由于这个渔网非常庞大，所以需要参与的因子众多，如外源性途径的组织因子、7因子和内源性途径的8、9、11、12因子以及公共途径的2因子和10因子（注：这里为了叙述方便，用了阿拉伯数字，医学上这些因子多用罗马数字表示，例：Ⅷ、Ⅸ、Ⅹ）。这里面任何一个因子发生缺陷，都可能导致出血。血友病A恰恰是缺乏8因子，血友病B缺的是9因子。

而对于这种遗传的，或是病因不详的疾病，我们也是有办法的。这种办法叫作对症治疗，缺啥补啥。

对于免疫性血小板减少性紫癜，我们要做的，就是制止打架，补充血小板。我们还可以用药物控制打架，比如用糖皮质激素和静脉输入丙种球蛋白。

对于血友病来说，可以专门去输纯化的8因子及9因子。

5. 休克有三，第三最重

虽然失血性休克并非血液病，常常在急诊或ICU中见到。但由于本书没有专门写急诊，所以在此一并叙述了那些血液上的事儿。

如果一个人的血流速度是一秒一毫米，那么，他有休克的危险。

别以为休克就是微微一倒很倾城，它可是最能忙晕医生的一种症状，因为当你了解到它的四期之后，你会觉得真正的问题来了。

如果用 3 个词形容一下休克的原因，我会说"液体，水泵，管子"。

当大出血导致血液大量丧失，就会发生失血性休克。

当水泵抽不动水了，不能提供足够的动力，就会发生心源性休克。

最后，当这管子不再劲道，变得软塌塌的，就会发生分布性休克。

无论哪种，一旦休克，这时间成本突然就会赛黄金。

因为，在休克早期还是很好处理的，一旦进化到休克晚期，那将是患者和医生的噩梦。为了让这噩梦惊醒，我们需要的是会判断自己的休克进程。

如果你有第一次说谎被揭穿的经历，那么这种体会就像是休克代偿期的感觉。你会脸色苍白、四肢湿冷、出冷汗、脉搏加快、脉压减少、烦躁不安，当这些汗水都流出去了，你必然还会尿少。

而此时的身体，正在撬动一切力量来挽救局面。首先，它分泌了肾上腺素，这种激素不仅加强了心泵射血，让血管也变得有力了，使得液体虽少，但循环次数加快。第二，在血不够的情况下，身体把通向肌肉的血流尽量掐断，而使血流多流向重要的心、脑、肾。

看在身体这么努力的份儿上，你还不赶紧拿出诚意，灌几杯淡盐水下肚，好缓解身体缺液体的状态。

但，如果你此时没喝淡盐水，随着时间的流逝，你就会进入休克失代偿期。

听"失代偿"这三个字就知道身体也快无能为力了，此时血液也跟上下班高峰期的马路一样水泄不通。整个血管内的环境就像个泥潭一样，尽管身体还在发号施令生产肾上腺素，但这时细胞由于代谢产物没有及时排出而微微中毒，根本就没法响应号召。

于是，微血栓形成、白细胞贴壁、血液浓缩、肾上腺素持续升高、扩血管物质增多、心脑肾血流量减少等。整个人都不好了，血压一直在下降，皮肤上会出现花斑，神智淡漠、少尿无尿。这个时期的表现，特别像一句话："夫妻本是同林鸟，大难临头各自飞。"这个时候，身体已经顾不上心、脑、肾了。

但是，很庆幸的是，这个时期的休克还是可逆的。通过抗凝和补液就能恢复过来。

但如果错过了这个时期，休克就会进入下一个时期——难治期。

难治期，又叫循环衰竭期、终末期。

到了这个时期真的很麻烦，因为休克早期那些织"渔网"的因子被用掉了很多，所以在休克晚期，失代偿阶段是会伴有纤溶亢进的，表现为全身出血不止。

这个时期，病人的表现将很危重，将会出现昏迷和多器官功能障碍。

所以，快速识别休克的分期表现，然后采取正确的处理方式，也许才是重中之重。

6. 再障，再也不长了？

再障，就是再生障碍性贫血。

看名字就知道，是骨髓再也不赚钱养家，不再培育血细胞，导致各种血细胞都减少的一类疾病。源头的血在减少，而身体已有的细胞还在时时老化死亡，这中间巨大的矛盾，就是再障带给你的危害。

比如，红细胞少了，苍白虚弱，心悸气短，你大可以翻到前面看看贫血带给人体的危害；白细胞少了，相当于身体里没了警力，那病人瞬间就会变成一个赤裸裸的哈根达斯，谁见了都想咬一口，分一杯羹，于是微生物会不断侵占人体，让人生病。血小板少了，那体内的血就会逮住个缺口，飞流直下三千尺……

再障，其实要说清楚，非常容易。

如果，我用"种子、虫子、土壤"说明白了再生障碍性贫血，那你是否会用种地的知识，来治疗再障？

在骨髓里，种子就代表造血干细胞，因为这种细胞有很强大的增生的能力，也就是说能一变二，二变四，不停地分裂，不停地产生新细胞，而这些新细胞是可以向不同的方向进行分化的，将来长成不同功能的细胞。土壤呢，就代表骨髓的造血微环境。虫子就代表会攻击造血干细胞的免疫细胞。

再障的原因，简而言之，就是种子坏了，土壤肥力不够，有虫蛀。

分开来说，就是这样。种子坏了代表造血干细胞的数量在下降。土壤肥力不够，代表骨髓造血微环境破坏了，本身是很有营养的红骨髓，突然变成脂肪化的黄骨髓，没有了肥力，细胞也就不长了。最后一种，有虫子，这虫子不是别的，正是 $CD8^+$ T 细胞，它们吞食造血干细胞，妨碍骨髓造血。

相信你在清楚了这些后，开始跃跃欲试，开始尝试自己的实验，也就是论"如何种好一片地"？

我想最基本的就是换种子，加肥料，杀虫子。

医生也是这么想的，他们会用环孢素或者抗淋巴／胸腺细胞球蛋白来杀虫子，用雄激素或造血生长因子来加肥料，确切地说，这些药叫作粒单系集落刺激因子（G-CSF）或促红细胞生成素（EPO），用造血干细胞移植来换掉种子。

但是，医生高明的一点就在于，他们不单单这么做。再种一轮庄稼虽然是最佳方法，却要耗费时间，而身体的特殊性就在于，身体不能断粮，所以不能有时间的空当。

于是，医生在一边重新种庄稼的同时，一边在补充着减少的血细胞。他们通过输血来纠正贫血，通过应用酚磺乙胺等止血药来控制出血，通过应用抗生素来助攻白细胞保卫身体。

7.白血病，我换个说法你一看就懂

白血病很危险，这个道理是影视编剧们最爱告诉你的真理。

从《蓝色生死恋》到《山楂树之恋》，足足 150 多部影视剧作品里，通通告诉你，白血病是要死人的，你看，男女主角在故事里都死了。

可是，事实是这样吗？

说到白血病，你会觉得是因为血都变白了，像乳汁一样，所以很恐怖吗？

我小时候，就这么觉得。

直到翻开大内科课本，赫然写着这样几行大字，白血病是因为体内的白细胞生产的很多很多，供远远大于求，由此导致的疾病。而骨髓是产生各种血细胞的温室，白血病统治下的骨髓，代表着白细胞快把骨髓"撑爆了"，于是，白血病患者很特征性的症状，会胸骨疼。

你如果问，那为啥白细胞产生很多很多就很危险呢？

或许可以这么解释，我们可以想象一个场景，如火车站。

正常情况下，在协警员、列车员、乘客相互配合下，火车站的秩序治理得井井有条。突然有一天，火车站只有单——种角色的人员，比如说乘客。

而其他人都没了，那会发生什么？

我想不用说也知道，那整个火车站将乱成一团，无秩序可言。

白血病就是如此，正常的骨髓盛产红细胞、白细胞、血小板等多种物质，并且产生红细胞最多。现在，白细胞发生变异，疯狂地生长、繁殖，它不仅抢夺其他细胞的合成原料，还抢占它们的空间。于是，其他细胞终究敌不过白细胞，纷纷不生产了，只留白细胞一种疯狂地长，那对机体的打击，必然是双重的，是白细胞过剩的负担外加正常细胞减少的打击。

于是，机体不干了。开始出现各种贫血（因为缺少红细胞）、出血（因为血小板少）、发热还有口、咽、肺、肛周的一些感染。

你可能会这么觉得，白细胞多了，那体内就有源源不断的警力保护着身体，从此百毒不侵，真好。

可是，白血病跟你想的也许恰恰相反。

有句话叫"萝卜快了不洗泥"。白血病如果真造的是高质量的白细胞，那你的身体保安力量也许杠杠的。但是，白血病下的白细胞是低能儿，大多是幼稚的没啥功能的警力，根本就不能履行相应的查病菌的职责。它占着骨髓的空间，造的却是三无产品。所以，人体的抵抗力是很低的，这样就很危险。

而你之所以觉得白血病又多又烦，是因为临床大夫们根据白细胞的痴呆幼稚程度，人为地分了很多很多型，这些类型常常使人觉得自己像是得了绝症。

其实并非这样。

分型的目的在于分清这些细胞的成熟度，一个很必要的原因就是，越幼稚的细胞恶性程度越高，越成熟的细胞恶性程度越低。就像二十多岁幼稚的小伙子，他们可以疯狂地造人，产生很多幼稚的小伙子，而一个年过古稀的大爷，繁殖能力就明显逊色，所以，对身体来说，幼稚的小伙子就是恶性的，危害程度大，因为他们可以子子孙孙无穷尽也。

所以，如果白血病分型偏成熟，恶性度要低一些，白血病的治疗手段已经很多了。如果你的白血病分型偏幼稚，也不用太担心，因为现在异基因骨髓移植已经帮助了很多患者渡过难关。

我知道你现在肯定心急如焚，这白血病究竟是怎么分型的？

首先，骨髓中有两队白细胞。王麻子队的多了呢，就叫急性粒细胞性白血病，因为这种警力基本上全在骨髓，发育到一定阶段才放到外周；而另一队，明星队则代表着急性淋巴性白血病，看名称就知道，这个队伍的警力在很早时期就开始转移，转移到淋巴结后继续深造，那么在淋巴结中继续完成教育的这类白血病就比较特殊了，因为它会产生一些典型的症状，比如说淋巴结变大，比如说小孩容易出现中枢神经系统症状或者睾丸肿大等症状。

对于在骨髓中发育的那一队保安——王麻子队，你可以看到各种各样的分型，那真是让人眼花缭乱，不过话说回来，这些也没啥神秘的，不就是代表着这些保安的分化成熟度嘛。

白血病的治疗

其实白血病的治疗，跟治理那个混乱的火车站是一样的道理。

想想那火车站爆满的无秩序的人群，如果你现在是车站站长，你该怎么做？

我想，减少人员数量应该是每个人都能轻而易举想出来的方法吧。然后再向车站调一些协警员和列车员过去，靠人们再次自觉形成有序的秩序，如果这些人们已经习惯于无序的生活，即使有协警员和列车员还是那么懒散，那这时把这帮人换掉，换成一帮新乘客也在情理之中。于是，这些方法就构成了白血病治疗的基本方法。

例如，采单（即专门采集白细胞）和化疗药就是对应减少乘客数量的方法。

现在不是白细胞多吗？我一来可以把针插到血管里，通过一个机器，专门把多余的白细胞滤出来，虽然这一招在临床上已少用，但却是一个紧急处理高白细胞血症的一个方法。二来我用化疗药杀灭白细胞这样双管齐下，白细胞的数量就可以很好地得到控制。

而输血呢，就相当于往车站里派入了协警员和列车员。

至于最后一种，这可是血液病最后的王牌大招，这一招就是异基因骨髓移植。

没错，这对应的火车站里例子的方法就是把原来那帮人换掉，换帮新乘客，异基因骨髓移植，就是把骨髓内的血细胞统统杀死，然后把别人的骨髓干细胞移入病人的骨髓里，从此新生血液在身体里生根发芽，逐渐壮大，为身体制造新的红细胞、白细胞、血小板，开始一个新的生命周期。

免疫系统

它可以是梁山一百零八将，也可以是美式的 WWE。它生性凶猛，并非打假卖艺，花拳绣腿。它是真实的，它就是你的免疫系统。

上天在造它的时候，就赋予它"一定记仇""绝不手软"的个性，还按需培养，个性化配备武器。

免疫系统说白了，就是在讲警察抓小偷的故事。

至于怎么识别小偷、用什么方法抓小偷、用什么策略防止小偷下次再犯以及用什么办法约束自己别错杀人质，还是很充满惊险和刺激的。人稍不注意，就会产生各种各样的疾病……

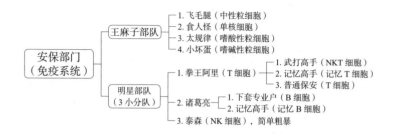

1. 上天配给免疫的"必杀技"

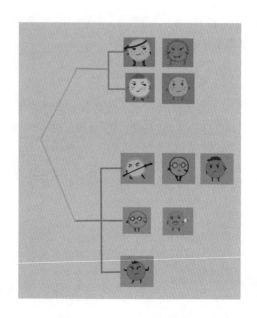

如果上天不赐给免疫"必杀技"，就相当于上天想让你用肉身去堵敌人的枪口。

很不巧，有两种疾病就是用肉身在堵枪口。一种是先天的，称为先天性免疫缺陷症，病人从出生免疫就有缺陷，可以是体液免疫缺陷，也可以是细胞免疫缺陷或者联合免疫缺陷，怕与正常人亲密接触，因为正常人身上携带有大量细菌。

另一种是后天的，没错，是艾滋病。病人的免疫细胞会被艾滋病病毒侵犯，直到站岗放哨的免疫细胞被赶尽杀绝，人体的免疫系统也全线崩溃。于是，各种怪病蜂拥上前，都来分一杯羹。

没了免疫，很恐怖，你就是一个任人宰割的羔羊。

有了免疫，病原微生物就成了羔羊。

当然，要想让病原微生物变成羔羊，就要用上天给的"必杀技"。

从我们出生开始，一条隐匿的路就已经铺好了。脾、胸腺、淋巴结、骨髓就是我们体内免疫细胞的源泉，从这条路走出来的是富有功能、饱读诗书的免疫细胞们，他们捍卫我们身体的健康。

不仅仅是攻击外来物，他们还能为身体衰老的细胞送终，把这些细胞有用的部分再释放出来，二次利用。

他们也是有编制的，大体上分成两队，一组是王麻子队，一组是明星队。奉行"一个身体原则"，坚持走自己的路让别人去说吧。

不如，让我这个旁白，好好八卦一下，他们的盖世神功。

1.1　王麻子队的必杀技

王麻子队是指各种各样的粒细胞，因为这些细胞经过染色之后，能看到大量的颗粒，所以，他们被分为一组。

又依据这些颗粒的形态特点，他们又被细分为 4 种细胞，分别是：1 号飞毛腿（中性粒细胞）、2 号食人怪（单核细胞）、3 号太规律（嗜酸性粒细胞）、4 号小坏蛋（嗜碱性粒细胞）。

这四种细胞不得了，个顶个的厉害。

这四种细胞，也是你血化验单上的指标。

快来看看，他们到底代表什么吧？

1 号飞毛腿（中性粒细胞），特点就是"跑得神速"。

它随叫随到，是身体里当之无愧的"跑男"。

在数量上，它也气势磅礴，是 5 种白细胞中数量最多的。

当速度遇上数量，就诞生了一个词——中性粒细胞。

它每天带着大兵游行在血管中，考察着地形，判断可能的出事地点。身体哪里出现问题了，它总是第一个到达事发现场，然后把侵入身体的坏蛋痛扁致死。

关键的关键，它在自身卓越的同时，上天还赐予它武器。

它的武器，是你听过的一些学术名词，名曰"水解酶、乳铁蛋白抑或是活性氧基团"，作用相当于鹤顶红，可以把坏蛋杀死。但它的这些武器也不是无限生产的，经常扁到 3 ~ 20 个坏蛋，中性粒细胞自己就累死了，然后化作一摊脓液。

他生平没啥别的爱好，就是爱巡逻，不管是延着高速公路一样的血管（循环池）还是一些村野小路样的小血管（边缘池）逛，他总是不知疲倦地奔跑着保护着我们。

一旦身体需要，发出信号——肾上腺素一增多，他就立刻从四周跑到血管里，因为大血管是加速器，尤其是在肾上腺素的作用下，血管收缩更猛，更提高了它们的奔跑速度，有助于它们早日到达事发地点。

所以，你猜，如果化验单上的指标，中性粒高了代表着什么？当它低了，又代表什么？

很明显，血是从你血管里抽出来的，这代表着中性粒细胞正在去往事发地的路上。如果中性粒细胞多了，往往预示着，前方出现入侵者，中性粒都从四周集合到血管，准备加速跑到事发地。也就是说，你体内有炎症了。常见可能的原因有：急性感染、创伤、急性大出血、急性中毒、白血病等。

那如果中性粒细胞少了呢？少了其实比较有意思，因为正常我们人体是有很大的储备空间的，骨髓中存储着 $2.5 \times 10^{12}/L$ 个中性粒细胞，约为血液中的 $15 \sim 20$ 倍。也就是说，我们能源源不断地造很多很多细胞，生产是很旺盛的。当数量 $< 1.5 \times 10^{9}/L$ 时，造都造不过来的时候，我们就要想想这究竟是为什么？

所以可能的两个方向分别是，造血系统出问题了和消耗太大供不应求。对于造血系统出问题了，这个表现往往会牵扯到很多细胞的数量发生变化，所以你还要观察的是其他细胞的数量有没有高得离谱或者低得离谱。对于消耗太大供不应求，可能的一种情况就是，非常非常严重的感染导致免疫细胞集体的数量减少。

所以，中性粒细胞的减少，对于造血系统来说，可能的原因就是以再生障碍性贫血等为代表的各类贫血、阵发性血红蛋白尿等。对于消耗过多，往往因为革兰阴性杆菌的感染，比如伤寒、肝炎、流感、水痘、风疹、疟疾等，当然还有可能因为射线、脾功能亢进、自身免疫病。

接下来介绍 2 号食人怪（单核细胞），特点就是"我吃我吃我吃吃吃"，吃得多，自然就大，所以，单核细胞是这两个小分队里的小胖子，体积稍大。

要说这吃，就是上天赐予这个细胞的武器。因为，它吃的不是别人，正是病原微生物。

不过，刚从骨髓出来的单核细胞，还不会使用刀叉，还不会吃病菌。血液中的环境，使单核细胞迅速成熟，成为一名熟练掌握烹饪技术的高才生，于是，它改名了，转而成为巨噬细胞。这种细胞可谓来者不拒，只要是危险的东西就先吞到肚子里消化消化，所以他对细菌、真菌和原虫这些体型很庞大的坏蛋，也有一定的杀伤力。

正常情况下，它的数量是（0.12~0.8）×10^9/L。

但你的化验单上，它的数量或高或低，可能的情况是……

我们的国家规划教材《诊断学》给的解释是：它少了，无临床意义。

它多了，倒是有点意义。比如，正常情况下，婴儿和儿童体内，单核细胞的数量会高于标准值，可能的一个原因就是，孩子们的抵抗力较低，所以需要这些单核细胞坐镇。

其他情况下，如果高了，就可能是生病了，比如，骨髓生产它的数量增多或者体内发生感染。

一旦人体发生感染，就相当于单核细胞这个小胖子的食物变多了，病原微生物多了，所以，小胖子也活跃起来，数量增加。常见的原因有：感染性心内膜炎、疟疾、黑热病、急性感染恢复期、活动性肺结核等，这些对于单核细胞来说，都是美美的自助餐。

3号杀虫剂（嗜酸性粒细胞），这个细胞对待寄生虫和过敏都别有一番威力。

它做事简约，特别规律。

它总是爱在清晨胡乱瞎窜找不到人，而午夜又乖乖地回到血管里巡逻，这样来看，它是比较爱值夜班的。

它能对令人生畏的寄生虫产生猛烈攻击，也能制止体内的各种纠纷。

比如，它能攻击很多寄生虫病，包括血吸虫病、蛔虫病、钩虫病等，这些寄生虫的出现，往往伴随着嗜酸性粒细胞增多。

此外，它的升高也与过敏性疾病有关，如支气管哮喘、药物食物荨麻疹、血管源性水肿等，对于过敏，后面会详细说，过敏其实是一种自家人打自家人的举动，而嗜酸性粒细胞能制止这种冲动。

其他的，嗜酸性粒细胞增多也见于各种血液病。另外，湿疹、皮炎、某些恶性肿瘤也能提示嗜酸性粒细胞的增多。

4 号小坏蛋（嗜碱性粒细胞），特点就是"不成熟瞎捣蛋"。不过，它的数量少得可怜，只有（0～0.1）×10^9/L，所以它的作用科学家们还了解得不是很透彻。

比如，它的减少，就没有临床意义。

但它的增多，还是有点意义的。

为啥这么说呢？

其实，这就跟它爱捣蛋的天性有关。第一，他爱干扰小个子裁缝（血小板）的工作。这会带来一个后果，就是万一哪天血管破了，小个子裁缝就没法补救血管，容易引起出血。第二，它一受到惊吓威胁就开始释放大量过敏物质，让整个身体都处于全城戒备状态，所以我们易患过敏性结肠炎、类风湿关节炎、药物食物等引起的超敏反应。

1.2　明星队的必杀技

明星队之所以称之为明星队，是因为它们颜值高，细胞里没有很多颗粒，所以这些没颗粒的免疫细胞，就被归为另一队，淋巴细胞队。

如果说王麻子队的形容词叫"快"，那么明星队的就叫作"猛"。

他们不仅生性凶猛，训练也生猛，制伏各种入侵物，那更是猛上加猛。

不信？

艾滋病就是因为明星队的一队组员（T 细胞）逝世，身体丢失一队虎狼之师，才给了各种微生物可乘之机。

我知道你已好奇，这队究竟是怎样的一队？

其实这队，分三个小队，小队之间互相配合。

（1）一队长拳王阿里（T 细胞），正如同真正的拳王阿里一样。T 细胞呢，在小的时候，还在骨髓（育儿所）时大家就有意把他朝一个打手的方向去培养。

但骨髓的环境，毕竟不是专业培养打手的，T 细胞在结束了育儿所的训练后，辗转来到了专业训练基地（胸腺）。

这是公司专门设立的用于培养 T 细胞成为一名真正打手的地方，这地方的训练十分残酷，90% 的 T 细胞都在训练中死掉了。也就是说在胸腺里，经过阳性选择和阴性选择，滤掉了 90% 的 T 细胞，只有不到 10% 的 T 细胞可以顺利通关，成为一个真正的阿里。

在成为真正的阿里后，他会要求他的手下分组，我们是按 T 细胞的活化阶段来分组的：①懵懂 T 细胞，学名叫初始 T 细胞；②记忆高手：负责记住坏蛋样子，方便日后算账的"记忆 T 细胞"；③普通惩治坏蛋的保安——"效应 T 细胞"；

（2）二队长诸葛亮，略有计谋（下套专业户，B 细胞）。他要求手下的人，在遇到危险时先下套（分泌抗体），也就是说他手下的保安会把手铐（抗体）扔在坏人堆里。

坏人也傻，好奇心重，一看到有这么合手的玩具，就想戴在手上试试，殊不知，当这些手铐碰到匹配的坏人时，便能戴在它们手上。果真，戴上手铐前后，坏人的地位会发生很大的变化。

为啥呢？因为没戴手铐之前，机体也许还没识别出坏人呢，坏人也许会多活一会儿。但一戴上手铐（也就是被抗体标记的细菌），就相当于贴上了"我是坏人，快来抓我"的标签，立刻引起了补体的注意。

补体可是免疫系统中重要的组成成分，它起到的作用就是"攻强掳，平天下"。它有个人人都怕的绝技，学名叫"攻膜复合物"。这是啥意思呢？

就像是古代用木桩子撞城墙，将城墙撞出个洞，好让士兵进入，攻陷城池一样。补体也通过一系列的准备步骤，然后开始建立撞城墙的木桩子，材料木棍叫 C6、C7、C8、C9，围在一起组成一个整体，这个整体外形类似于一个梅花桩，然后这个梅花桩形的木桩子，就开始行使功能，把细胞撞个窟窿，当细胞有窟窿的时候，细胞里的液体就会流出来，细胞外的液体也会流进去，于是细胞再也不能维持自己原来的浓度了，生存不下去，最后死亡。

综合来看，比起一队，二队明显轻松一些。当然，二队的组成不仅有下套的，也有记忆高手，理由跟一队一样，以便秋后算账。

（3）三队长泰森（NKT 细胞）——由于 NKT 细胞善于单兵作战，为了叙述方便所以我们单拿出来说——简单粗暴，左手摆拳右手勾拳直接 KO 对手，置对手于死地。也就是说，这种 NKT 细胞能直接正面和病菌较量，敢于直面威猛的敌人，敢于冲锋陷阵，不愧为我们身体里真正的勇士，只不过这种勇士的数量较少，在身体里奉行的大原则，还是分工协作，智取生辰纲。

介绍完这些淋巴细胞的功能，你肯定好奇，那我的血化验单上淋巴细胞高了或低了该作何解释？

如果低了，常常见于免疫缺陷，或者放射线杀死了无数细胞，淋巴细胞也数量减少，再或者长期用糖皮质激素，至于为何，在内分泌那章我们会详细说糖皮质激素强大的抗感染作用。

如果高了呢？

如果是小朋友，淋巴细胞比例往往会有特异的变化，儿童出生4～6天以及4～6岁这是两个时间点，之前、之间以及之后，中性粒的比例和淋巴细胞的比例会有特异的变化，4～6岁以后，才是成人比例的特点。

而对于成人，如果淋巴细胞高了，往往预示着感染，尤其是病毒感染，像麻疹、水痘，肝炎、腮腺炎、梅毒、结核等；也可能是造得多了，比如急性淋巴性白血病和淋巴瘤等；又或者是移植后的排斥反应。

说了这么多，相信下次你在看到自己的化验单后，会会心一笑，心想原来它们打的是这种排列组合。

2. 如果我是细菌，你要经过几步，才能成功灭我？

如果我是细菌，真要侵犯你，你可能会一步、两步、三步灭掉我。

你肯定会疑问，为啥这么多选择？

很大程度上，这就跟细菌的入侵路径有关了。

如果细菌走了捷径，比如手上有个伤口，细菌顺路直接入血，那很有可能就被血液里的巨噬细胞吞噬，一步灭菌。如果，细菌走了正常的道路，一步步侵入人体，那么怎么灭它，将是一个很有意思的话题。

首先，一个细菌侵入机体，是先被站岗放哨的人看见的，这个站岗放哨的人就叫 APC（antigen presenting cell, APC），即包括树突状细胞在内的抗原提呈细胞。他们的作用在于发现不法分子，之后五花大绑地交给警察局的警察。

其实，说白了，抗原提呈细胞就相当于一支工作高效的尖锐部队——城管。

他们的下一级就是刚才介绍到的明星队，尤其是明星队的 T 细胞。

如果说两步灭敌，那么就是针对明星队的 NKT 细胞说的，他们在接受 APC 细胞递呈来的病菌时，直接 KO 对手致死。

如果三步及以上灭敌，那么这将是一个成熟的食物链。APC 细胞先捕捉病菌，把它们分解后交给明星队的辅助性 T 细胞，这种细胞堪称专业助攻 20 年，经它们转手，病菌成功递交到诸葛亮部队，激发了这个部队空前的热情，产生了大量的抗体，抗体一标记，补体就着急了，耐不住性子地冲上前来，撞得病菌粉身碎骨，彻底被歼灭。

如果，你此时觉得自己战无不胜攻无不克，那很有可能你把病菌集团想得过于简单。但其实，细菌也是个大家族，从繁殖的速度上来说远远高于人类。

所以，敌强我弱的情况也是常有发生的，否则，人就不会生病了。

当突遇强敌，上述的三个步骤还在进行，只不过，身体此时更聪明一些，它会调兵遣将……

看了欧冠，再看我身，我身的配合才堪称完美

对于身体的调兵遣将，堪称绝配。特别符合毛主席的作战思想"敌进我退、敌驻我扰、敌疲我打、敌退我追"。

在敌强我弱的情况下，我们并非火力全开硬碰硬。一些作战的免疫细胞们，会识时务地撤回到身体的哨岗——淋巴结里，那里有他们的亲兄弟。或者实在不行，就撤到大部队脾脏，这里堪称免疫之源，后勤保障。

其实身体非常神奇，因为它布置的军事免疫图特别高明。

如果用一个计谋来形容的话，就叫"空城计"。

造免疫细胞的仓库在骨髓，尤其是四肢多一些，这其实相当于在城外造兵往城里送。对于城里的情况，身体可谓费尽心思，严防

死守。

不信？来看看身体是怎么守城的吧。

对于细菌来说，一般是通过血流而传播开来，血流就相当于细菌的交通工具——地铁。只不过这地铁也是有方向的，静脉血上行回心，动脉血下行出心脏，整体形成血液循环。

而免疫系统要做的就是在这个地铁上抓住嫌犯。

比起日常仅仅在地铁口过安检查身份证相比，身体的策略明显高明得多。免疫系统三管齐下，共同惩治嫌犯。

第一，他们会派一些警力驻扎在地铁上，随着血液循环周而复始地在车厢内寻找嫌犯，也就是说血液中始终保持一定量的免疫细胞。

第二，这些警力也会走一条跟地铁平行的道路来包围地铁，这条路就是淋巴结串联形成的网络。解剖上显示，大动脉的上下常常覆盖着淋巴结网。不仅如此，其他淋巴结也相互连接形成淋巴结网，最后通过胸导管注入到血液里。

也就是说，警察会在地铁下行的始站，突然涌入地铁，在地铁停靠的每站，再挨个下去一些，最后通过上行的淋巴管回收，再次到地铁该下行时注入，以此来完成一个循环。

第三，在地铁上下行的过程中，身体会设立"刷脸"才能通过的安检门。上行时，走的静脉，在肝脏"刷脸"。因为，在肝脏时，有肝血窦，里面有一些免疫细胞巡视，而且，肝血窦自身的结构设计，也使得血液中的物质只能一个个地排队通过，充分暴露脸庞。

而下行时，要通过脾脏，在脾脏中"刷脸"。因为脾脏里有脾血窦，并且脾脏堪称免疫细胞的大本营，在这里不仅病菌被巡查得很充分，就连一些衰老的细胞都会被扣下不让通过。

以上这些，说的是动态的警力循环路线，事实上，身体还有静态的警力部署呢。

在城内的三大警力聚居点，分别是淋巴结、胸腺、脾脏。这几个聚居点里，不仅有上述流动的一些警力，也有驻扎在这里的警力，有趣的是，驻扎的警力分布比较奇怪。

在淋巴结里，警力主要由 75% 的阿里部队和 25% 的诸葛亮部队组成，也就是说淋巴结里的细胞 75% 是 T 细胞，25% 是 B 细胞。T 细胞会明显多一些，因为它们是重要的助攻人员。这就像三国杀一样，3 个 T 助一个 B 顺利攻敌。

淋巴结取胜的原因不在于大，而在于多。它只有一个黄豆粒大小，数量却多得分布全身。

对于胸腺来说，则是 T 细胞的天下，是 T 细胞抚育的摇篮。你肯定听过一种药，叫河山胸腺肽，没错，它就是增强你的免疫力的，他的作用就是增强胸腺的功能。而艾滋病之所以可怕，是因为没了 T 细胞，没了助攻，B 细胞也就失效了，因为 B 细胞需要 T 细胞递呈嫌犯，所以，摧毁 T 细胞就等于摧毁了 T 细胞和 B 细胞。

最后一个，脾脏，这个地方有点像墓地，有一个巴掌那么大，在人的左侧肋下，俗称人体的血库。不过，它的材质特别脆，如果飞来一脚落在左侧肋下这个位置，就很容易造成脾破裂，大出血。

为什么叫墓地呢？因为这里的警力由 40% 的阿里部队和 60% 的诸葛亮部队组成。这就比淋巴结多了些智谋少了些武力，他们除了在这里送嫌犯上西天外，还把年老的细胞也挑出来，吞噬它们，再把它们有用的零件重新释放，供需要的细胞用。

另外，除了这些大的聚居地，还有很多闲散的警力分布在一线。比如消化系统的肠道，主要以明星队 T 细胞分布为主。而呼吸的肺脏，因为太娇嫩了，还是让诸葛亮部队的 B 细胞温柔地守卫吧……

看了这么多步骤，这多么关卡，我们不得不感叹，身体其实还是很严谨的。他们每天都在处理着嫌犯，因为你每天都在接触着细菌，但你并没有每天生病，这可都是它们的功劳。

3. 超敏反应，与我们想的恰恰相反

超敏反应，对应着医院里一个科室——"变态反应科"。

对于不懂医的人来说，这是个尴尬的地方。

因为他们的潜意识里会这么认为：医院可真变态，居然还专门检测变态。

其实，此变态非彼变态也，这种变态反应实际上对应着过敏反应，并不是一种心理疾病，更不会让你求心理阴影。

而说到超敏反应，相信大家都不陌生，多多少少都会接触到。我举几个简单的例子：荨麻疹、湿疹、哮喘、链球菌性肾炎、接触性皮炎等，以上提到的都属于超敏反应。

那为啥要在这说超敏反应呢？

因为超敏反应跟我们刚才介绍的警卫人员是有很大关系的。因为他们太敬业，所以我们超敏了。

这怎么说呢？

简单来说，就是火力过猛。

在病菌第一次侵入身体时，免疫细胞就记下了病菌的样子，从此造了很多武器，例如，肥大细胞里的很多颗粒就是赤裸裸的原子弹。而身体之所以造这么多武器，是为了来日方长，以便秋后算账。他们相信，同种病菌肯定还会再来。

所以，当身体再次接触这种病菌时，免疫细胞可谓火力全开，肥大细胞疯狂地释放组胺，脱颗粒，身体被炸得乱七八糟，于是产生了各种各样的症状，这就是Ⅰ型超敏反应，也叫变态反应。

专家们根据自家人打自家人的轻重急缓，将超敏反应分为了以下四种。

Ⅰ型（速发型），又名"来也匆匆去也匆匆"。

以来得快去得快著称。

主要是因为接触了一些过敏的物质，体内的警卫人员对这些物质有记忆，所以一旦再次接触，警卫人员能在很短时间内想起他们的样子，迅速对他们穷追猛打，放散弹（脱颗粒），由此造成生理功能紊乱。

像花粉或灰尘引起的过敏性鼻炎，食物过敏引起的胃肠炎，还有青霉素过敏都属于此类型。所以，每次去医院做的青霉素皮试，就是怕发生过敏休克才做的。

Ⅱ型（溶细胞型），像输了血型不符的血啊，新生儿溶血等反应。这些多是由于诸葛亮部队生产了很多抗体，这些抗体与细胞结合，导致免疫人员对这些标记了抗体的细胞进行围攻，结果导致细胞破碎，发生了溶血。

Ⅲ型（免疫复合物型）像局部血管炎，链球菌感染后的肾小球肾炎等，都属于此。原因我们之前已说过。

Ⅳ型（迟发型）是由阿里部队 T 细胞导致的，像胞内结核、接触性皮炎、慢性哮喘（即非控制性哮喘）之类的都属于此。他的特点就是，当时发现了但不很快反击，要经过时间的流逝、岁月的冲刷，等一等才表现出来，真有种秋月春风等闲度的感觉。

至于超敏反应的治疗，不同的病在不同的章节里会有分别陈述，不过大体思路还是相同的，会用些糖皮质激素来让他们先降降火，别冲动，让这场战争先休战一段时间。

总体来说，免疫系统相当于人体的御林军，起着防御、监视和自稳的作用。而一旦监视和自稳的作用有缺陷，就容易诱发肿瘤和自身免疫疾病。

至于为啥糖皮质激素会浇灭战争的烈火，如果你感兴趣的话，可以看看本书内分泌系统，里面有详细解释。

循环系统

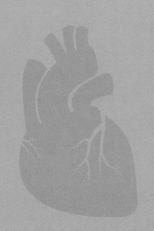

电费、水费、水电费。

你不交房租，我就查电表。在心脏的世界里，它就是一个总统套房，四个包间住着一家四口，只不过，这四个包间不管在功能上还是结构上都是有逻辑的。来电才能进水，不来电就停水，一停水就什么都停了……

所以，各种心脏疾病的本质，实际上就是一个"包租婆，怎么没水了"的问题……

我知道你已好奇，想当收电费的，看看各类心脏病是如何偷电停水，以及包租婆又是如何索费的。

1. 总统套房，你必须知道的心脏的格局

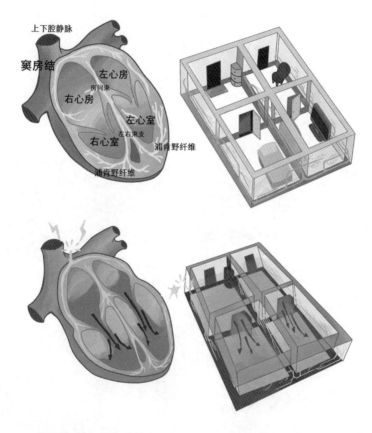

　　总统套房，有四个包间，而且这四个包间逻辑分明：先上后下，先左后右。右心房住的是孩子，左心房住的是夫妻，你要觉得孩子夫妻住在上方好位置，就是享乐，那就错了。因为这两间房无

论从规格上还是设计上来说，都属于小户型，房间薄，空间小。唯一的一个好处就是，电闸在右上方孩子的房间，所以孩子夫妻可以先得到水电。

下方的房间才是重量级的房间，因为最好的总是留给最重要的。右心室住着丈母娘，左心室住着婆婆，她们的房间是清一色的又大又结实，而且更偏心的是，婆婆的房间会稍厚一些。（不要觉得我把左右说反了，医学上的左右是针对于这个人的左右，不是你现在看到的左右）

你要问为啥这么偏心？我会说从血液单行道的路线来看，血液在心脏里是这么运行的：静脉血-孩子房-丈母娘屋-进入肺加气-动脉血-夫妻房-婆婆屋-供给全身。你看，丈母娘只管自己的孩子吃饱喝足就可以了，而婆婆所要供给的，可是全身上下的各个器官，婆婆需要把血打得足够远足够多，才能满足身体的正常代谢，所以，左心室最厚。

因为孩子与夫妻，丈母娘与婆婆，天生隔着一堵墙，所以他们互不干扰，生活多姿多彩，倒是这电线埋在它们相隔的这堵墙内，所以当来电了，孩子夫妻一起用电，丈母娘婆婆一起用电，一起用电的好处就是，左右心房一起收缩，左右心室一起收缩。

但是，孩子与丈母娘，夫妻与婆婆之间，也就是竖着的方向上是没有墙的，你的内心是不是在呐喊，如果这里来堵墙多好？

如果这里来堵墙，那么血将被彻底封死，这里之所以没有墙是因为这是血液的流出道，保证血液单向流动。但如果什么把门儿的也没有，也是万万不能的。所以，在竖着的方向上，我们进化出了瓣膜，统称为房室瓣。孩子与丈母娘之间的瓣膜叫三尖瓣，夫妻与婆婆之间的叫二尖瓣。

你要问这瓣膜有什么作用？我会说瓣膜长在心室里，所以吃人的嘴短、拿人的手短，瓣膜此生就只听心室的命令。当左右心室开始舒张变大，就会把瓣膜拉下来，门儿就会打开，血液就会冲下来；而左右心室开始收缩时，瓣膜就会被顶上去，门关上了，导致心室内的压力不断增大，当大过动脉里的血压，血就会从动脉里喷走了，完成它单行道的环游。

现在，这四间房子和他们的主人算是介绍清楚了，如果你能清楚房间的水电设施，那么将来的各种你想了解的心脏疾病，就会理解得很透彻。

心脏的房子跟现实的房子一个明显的不同之处在于，心脏的房子因为不断地缩小变大运动，所以要时时维护。而时时维护，供给心脏自身营养的重任就落在了冠状动脉身上，它如爬山虎般包围在心脏表面。

你肯定会疑问，为什么心脏每天进那么多血还不够自己用的，还需要别人供给？如果你要这么问，其实就相当于在问："为什么收银员每天收那么多钱，还需要公司发工资？"心脏整体的作用是给血液加速，而心脏给血液加速所耗费的能量是需要冠状动脉提供的，冠状动脉就相当于那个发工资的，是真正营养心肌的。虽然心脏每天进那么多血，但那些血并不进入心肌，他们之间隔着一层不可逾越的心内膜，所以心肌就像银行的柜台人员，每天经手大笔款项，却不能支配这些钱，她们的薪酬是从另外的系统中分配。心肌每天都看着到嘴的血液，却因为戴着口罩而不能直接用上。

至于电路，电闸在右心房的孩子屋。电闸学名叫窦房结，是起搏用的，每分钟这个电闸都会跳 60 ~ 100 次，来维持心脏的正常节律。电顺着电路传递，先到上方的心房，再到下方的心室。当电来临，相信你也体会过被静电打的滋味，手会迅速地缩起来，心脏也是一样。电来到心房，心房收缩，电传到心室，心室收缩，这样顺序收缩的结果是，血液沿单行道加速运行。

现在，你是不是很清楚心脏的水、电、房屋结构了？

下面的各种疾病就是从断水、断电、拆房屋三个方面来扰乱心脏的。

2. 此生不应错过的声音，自己的心跳

> 66
> **题记：会用听诊器判断自己的心音，不再是梦想，而是现实**
> 99

经常看到大夫们耳带听诊器，两眼一闭，拿着听筒听听这听听那，很神气的样子，那他们究竟听啥呢？

其实啊，听的不是别的，正是血液进入心室后，一个个瓣膜的关门儿声。别看就一个微小的声音，却能反映出不少问题。

正常的心脏的声音是很圆润饱满的"咚"，当这圆润的心音音量大小发生变化时，"叮叮叮"或者"当当当"都是不好的征兆，因为这常常预示着，心脏有事。

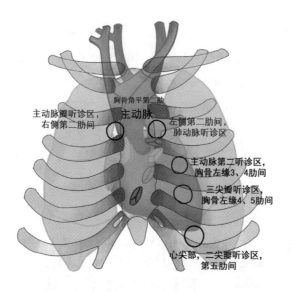

主动脉瓣听诊区，右侧第二肋间

胸骨角平第二肋

主动脉

左侧第二肋间，肺动脉听诊区

主动脉第二听诊区，胸骨左缘3、4肋间

三尖瓣听诊区，胸骨左缘4、5肋间

心尖部，二尖瓣听诊区，第五肋间

我们听到的正常心音往往是两个，"咚哒"，但实际心音一共四个，第一、二、三、四心音。第一心音代表房室瓣关闭，也就是关门儿声；第二心音代表主动脉瓣关在一起的声音；第三心音一般人听不到，第四心音就更听不到了，如果第三、第四心音都听到了，往往预示着疾病。

想必现在的你已经迫不及待地想拿起听诊器，听听自己内心的声音，听听自己的心跳了。只不过，在听之前，有必要科普一下听心音的最佳位置，以免你听成混音效果。

如果你时常在镜子前秀自己，你会发现自己的胸骨上有一个隆起的地方，这个地方就是胸骨角，我们常常用它来定位肋骨，因为胸骨角与第二肋骨平齐。

如果你想听大动脉的呐喊，就把听诊器放到胸骨右缘第二肋间，这个地方是主动脉瓣听诊区的最佳位置。而它的隔壁，也就是胸骨左缘第二肋间，这个地方是肺动脉瓣的最佳听音位置，听听它常常可以感受肺部的压力。而第二肋间的这两个音，就是刚才的第二心音，它们往往同时"啪"地关上。

顺着第二肋骨往下数三个间隔，就到了第五肋。

这个地方可是个宝地，因为如果你懂得察言观色，你会很轻易地从这个位置听到婆婆现在什么脾气？如果你想听得更准一些，你应该在左锁骨中线与左第五肋间的交点处，放置听诊器认真聆听，因为这个交点代表心尖，是二尖瓣的听诊区，二尖瓣反映左心室收缩时候，瓣膜打在一起的声音，它可以展现婆婆的力道。

而与之对称的，就是位于胸骨体下端，靠近剑突偏右的三尖瓣听诊区，它反映丈母娘关门的力道。

总的来说，不论二尖瓣还是三尖瓣的听诊区，听的都是第一心音，因为从血的流经途径来看，先进的还是心脏，后从心脏进入血管产生第二心音。

不过，如果你想听得好，那一定要听得有重点。不知者听的是个"响儿"，知之者听的有门道儿，听的是节奏和大小。

比如节奏的改变，常常预示着各种心律失常。

大小的变化，常常预示着下面的这些情况。

比如第一心音增强了，别先偷着高兴，认为强就代表好。第一心音代表房门关闭，如果它增强了，现实的情况可能是有人生气摔门而去。在身体里，能把心脏惹生气的，甲状腺功能亢进（以下简称甲亢）要排第一。所以，甲亢会引发心肌收缩力增强，导致房室瓣关闭的力气增大，声音变强，如果你发现自己第一心音加强，抽血查甲状腺功能也是不错的选择。

如果生气摔门不好，那么轻轻关上门，又会有什么后果？其实生气关门儿声大预示着甲亢，而关门儿声小常常表示心肌收缩无力，该送出去的血没送出去，余留在心室里，那俩瓣膜就好似漂在水面上，即使没飘着，两个瓣膜中间隔着许多水也会使它们关闭的声音减弱。而心肌收缩力的减弱，以心力衰竭多见。

不过，也不全是。如果第一心音弱到听不见，还有一种可能就是门坏了。如果一扇门缺掉一块儿，那么另一扇再怎么关也不会有响儿的，这种情况，在临床上叫二尖瓣关闭不全。

你看第一心音的强弱反映了很多问题，而第二心音的节律，也会反映很多问题，且这些节律的异常，常常与压力有关。

正常情况下，肺动脉里的压力是小于主动脉的压力的，当肺出现问题，或者心脏出现问题，常常导致这两种血管里的压力有变化，不再有以前的那种压差。于是，两个管道中的瓣膜就不会同时"啪"的一下收缩，而是出现了"啪—啪"先后收缩，这就是我们常说的心音分裂。

关于心音分裂有很多种分类法，咱们不需要明白每一种分类，但是如果出现心音分裂，我们要知道这代表压力发生了变化，还要知道此时不是肺出事了，就是心出事了，要及时去医院查查。

这样，听音的目的就达到了，即听出异常。至于怎么异常，哪里异常，还需进一步到医院通过心电图、心脏彩超，甚至冠脉造影来确定。

不过，这第一、第二心音，是在每个正常人身上都能听得到的，而接下来的这两种心音，如果你在正常人身上听到了，往往就代表不太好的情况。

比如，你在除了青少年之外的人身上听到了第三心音，往往代表心脏变得不灵活了，也就是顺应性降低。于是乎，这种心音又被称作"心脏喊救命"。

这个其实就是说这么一个场景：我们可以想象，当很大压力的水冲入一个性能很好的橡皮球里，橡皮球良好的弹性使你几乎听不到什么声音，因为它们完美贴合了；而一旦这个橡皮球年久失修，变硬了，再把水冲进去，奇迹发生了，你会听到"咚咚"的响声，由此，你判断这个橡皮球很硬，弹性不好。这就是第三心音，反应心脏弹性的声音。

第四心音呢，一般人身上很难听到，因为它是心房在最后竭尽所能地挤那么一下，把血再压到心室产生的音，如果这个音都变得强大，你都能听得到，就说明心脏缺血到需要心房的最后一搏，那么可能的情况是：门小了血很难通过或者门那头的压力很大，血难以挤过去。与之相对应的疾病往往是瓣膜狭窄或者高血压。

你有没有发现，心脏的问题如果你想弄明白，还是很有意思的，其实就是电路、房子、门外供氧管道的冠状动脉之间有趣的故事。

在这里，我们只是通过偷听它们的声音来判断它们的配合，相信你已迫不及待地想用这个逻辑去推论既熟悉又陌生的各种心脏疾病。

3. 你为何没有一颗运动员的心？问问你的电闸室和婆婆屋吧

如果问你耐力和持久力如何？你也许会用长跑成绩来回答……

如果再告诉你耐力和持久力的最主要的指标就是搏出量，估计你会一头雾水……

其实这些衡量标准，衡量的正是一个神圣的器官——心脏。

每天，我们机体正常运行所需要的血液都是一定量的，也就是说心脏需要每分钟泵出 5~6L 的血才够静息状态下细胞对血的需要。

这相当于什么呢？相当于心脏每天都要把一个体重为 60kg 的成年人抬上 5 层楼。不要惊讶，即使你上不了 5 层楼，你的心脏也上得了。

所以，心脏这个泵好不好，至关重要。

看这个泵好不好，就得看它关键时刻的应对能力，医学术语叫作心力储备。运动员和心脏病患者的心脏，也许在静息状态下看不出差别，但稍微一运动，差距就会特别明显。

运动员的心脏储备可以达到每分钟射血 35L，相当于平时的 7 倍，而心脏病患者的心脏储备，也许一倍都到不了。你或许要问知道这有何用？

也许情绪一激动，高兴地奔跑两下，或者来个男高音铆足了劲儿，都需要心脏的不懈支持，没有谁能一直安静下去，翻个身心脏的做功还不一样呢，所以，有一个良好的心力储备能保持你在需要时"管够"。

而心脏的搏出量，在正常情况下跟自己上下屋的关系最密切，主要反映在拉闸次数和婆婆房的弹性上。当然，跟别人家的也有一些关系，比如跟动脉血压和前后负荷的关系上。

正常情况下，搏出量等于拉闸放电次数乘以婆婆屋的射血量。一般来说，孩子每分钟拉闸 60~100 次，婆婆屋每次射出 70ml 的血液。

而当身体需要更多的血液，孩子就会加快拉闸，婆婆也会用力射血，这样的结果是，血射出去的又多又快。但即便是运动员，你会发现，也只是原来的 7 倍，并没有无限增多，一个很现实的原因是：这也符合哲学上"度"的限制。

当孩子拉闸放电超过每分钟 180 次，这将不是喜讯而是噩耗。因为按照"来电-心脏收缩"的逻辑来看，每分钟 180 次的连环击打，毫不给心室舒缓的机会，于是心室几乎一直收缩，这样收缩的一个坏处是，冠状动脉的营养供给不了心脏。因为只有心脏舒张，把血管都展开了，血液才更容易顺着爬山虎般的冠状动脉流进去，去营养心肌，现在心脏跟过电刑一样，打成了一团，血液很难流进去，所以，心肌会发生缺血，会死亡，所以，当心率过快的时候，往往会引起心绞痛。

不仅如此，因为心脏一直缩着，能容纳的血量又会减少，射出去的量必然减少，所以，这犯了本末倒置的错误。本身是因为射血量少不满足身体的需要才会加快频率，结果频率过快，又会导致射血量少，得不偿失啊。

而婆婆屋射出去的血，也不会无限大，因为婆婆屋本身就是有限的空间，它只能通过自己扩大容量来收纳更多的血和再次收缩将它们尽力打出去来增加储备，而这么一番折腾，心室就会比平常多出约 50ml 的血量。

所以，拉闸放电次数控制在 180 次以内，婆婆屋再多射出 50ml 的血液，将会使身体得到完美的血液供给，但是，这仅仅是心脏做到了 100 分，能否成功地射出血液，还跟其他因素有很大关系。

也就是说，心脏还要经历重重考验，前后负荷都满足后，才能顺利射出血液。你肯定疑惑了，这前后负荷究竟是个什么鬼？

前负荷，其实相当于心脏所要兜住的那袋血的重量。我们都知道，心脏会流进一些血液，射出一些血液，剩余一些血液，这些剩余的血液就叫前负荷，跟瓶粉底液差不多大小，55ml，而且这55ml是要心脏一辈子时时刻刻都兜住的分量。当由于各种原因导致静脉回流的血增多，心脏射出去的少余下的血增多时，对于心脏来说，它要兜住的血又变多了，心脏的负担就会加重，心脏会累。

而后负荷，其实就是主动脉的压力。婆婆屋要冲破主动脉带来的压力，才能把血压入主动脉，打到全身。如果主动脉的压力升高，意味着婆婆将更使劲，以更高的压力才能将血打入主动脉，所以婆婆也许会累瘫的。这也是为什么高血压容易引起左心衰竭的原因。

所以，当电闸室和婆婆屋打了完美的配合，前后负荷又没出什么差错，那么完美的运动员的高质量的心脏就是你的了。

4. "怕死"，是你对"心肌梗死"的独特体会

"喘憋、胸痛、心慌、手脚无力、恐惧害怕、接着，世界黑了……"

心肌梗死在众多疾病中，是为数不多的能让人产生"濒死感"

的疾病。而对于心肌梗死，如果你仅仅认为只有心脏不好，那就太肤浅了，心肌梗死常常作为一种信号，预示着全身的血管正在经历一次动荡……

如果你禁不住美食的诱惑，开始变得肥胖，那么，你的血管也会禁不住美食的诱惑，变得异常"肥胖"，而这种"肥胖"以后的血管，常常带给人一种淡淡的忧伤……

比如你左手一只鸡右手一只鸭，咽得了食盐喝得下糖浆，再外加一只烟销魂，那么你的血管也会如此销魂。因为吸烟、高血糖、高血脂、高血压外加年龄 40 岁以上有家族史，这些因素都是导致血管增肥硬化的主要原因。关键的关键就是——高血脂。

高血脂对于血管来说，堪称美味佳肴，它可以轻松地穿过受损的动脉内膜，被及时加工成更美味的"氧化的低密度脂蛋白（ox-LDL）"，以至于谁看见了都想咬一口。巨噬细胞先看见了，于是吞了它，变成了泡沫细胞，这就变成了动脉硬化最早期的病变——脂质条纹。

然后，随着美味香飘万里，外围的肌肉细胞也忍不住想要尝一下，于是纷纷当了逃兵，从平滑肌里迁移到内膜开始享用大餐，这么一来二去，越来越多的平滑肌纷纷迁移进来吃大餐，导致内膜拥挤，向管腔里不断膨胀、扩张地盘，于是血管内壁鼓起了一个大肚腩，简称粥样斑块，而向外呢，由于最坚实有弹性的肌肉都当了逃兵，血管已远没有从前结实。

你可能现在还没有意识到血管有大肚腩会有什么后果，不过，如果你问问准妈妈们挤地铁什么感觉，相信你就能预言这样肥大的血管究竟有什么问题。

因为在血管中，血液可没有人们这么彬彬有礼，会主动让着孕妇。

血液因为有自己神圣的使命，所以必须要搏动，不但要搏动还要有压力地搏动，于是肥胖血管的大肚腩也会随着血液的摇摆而一起摇摆。

事实上，肥胖血管的危险性正跟它的大肚腩有关，就像 2 个月不显山不显水的孕妇和 9 个月马上生产的孕妇同样穿梭在人群中，危险性是不同的。

肥胖血管的"小"肚腩由于与血管壁贴合得比较紧致，属于稳定斑块，一般不会破裂出血，仅仅造成管腔的些许狭窄，属于良善的斑块。

而肥胖血管的"大肚腩"，危险系数连升了好几个台阶。因为"大肚腩"会随着搏动的血液而狂甩，一个很现实的结果就是，"肚腩"甩掉了，血液冲向了破溃的血管，由于血管本身结构已经不结实了，向外鼓包了，血管壁变得薄了，所以血液很容易冲出血管，发生失血性休克。这就是大名鼎鼎的人体炸弹"动脉瘤"破裂了，而动脉瘤里以腹主动脉瘤为最多见，其次是胸主动脉瘤，脑内的动脉也会发动脉瘤，当情绪激动，血压升高时，也易发生动脉瘤破裂出血，这是脑出血。

而如果狂甩的位置是发生在冠状动脉呢？

没错，这就叫心肌梗死。

只不过不同的是，冠状动脉很吝啬，它才舍不得血流出去呢，它会把血都拦下。

正常的心脏虽然每天装下很多血，但那血不是它能喝的，它只有搬运的分儿，真正给心肌血喝的，是趴在心肌上如爬山虎般的冠状动脉，它算是心肌的奶娘。如果冠状动脉开始变肥胖，长了"小肚腩"，形成了稳定的斑块，那么血液虽然还能通过狭窄的管腔，但是量明显少了，于是心肌会挨饿，会暂时缺血缺氧，还会发生心绞痛。

如果严重点，肥胖的冠状动脉长了一个大肚腩，那么随着血液的冲刷加上心脏的一收一放，"大肚腩"会很容易被碰掉，于是掉了的"肚腩"堵了远方，造成了远方的心肌缺血。近处的血管内膜破裂，这给了血小板一个很好的表现自己的机会，因为冠状动脉的血流没有大动脉里湍急，所以血小板可以在这里成群结队地织渔网造血栓，且当血栓形成之时，就是心肌梗死发作之时，因为血栓会拦住去向远方的血液。而冠状动脉长得像个倒着的菜花，各种道路都汇聚于根部，所以如果长血栓，那么血栓越靠近根部，将越容易造成大面积心肌梗死。

这么一通理儿下来，你会发现，心肌梗死可能就是早期提示，在告诉你全身的血管也要注意，因为有大肚腩的血管不仅仅是冠状动脉。

而对于长肚腩，有一千个纤细的女生，就有一千种解决办法。

但是，如果肚腩长在血管里，尤其是冠状动脉，那么最有用的，可能就是下面这种方法。

就像一个挺着大肚腩的人去玩滑梯，刚上赛道，就发生了"一腹当关，万夫莫开"的局面，这个就类似于我们的心绞痛，而如果这个人不仅卡住了，还设置了路障不让后面的人玩，那么这就类似于心肌梗死。

所以我们对待"肚腩先生"的做法，就是临床上治疗心肌梗死、心绞痛的做法。

一方面，我们要快速找工作人员把滑梯扩宽、再通滑梯；另一方面，我们要疏导即将玩滑梯的朋友，劝他们尽量少玩，好减轻消耗；最后，在先生被成功解救后，我们会没收先生的零食，免得他再"胖"若两人。

而在这里面，最应急的，就是扩宽滑梯，这个就是速效救心丸的救治原理。

当胸口开始发紧，剧烈疼痛时，迅速地将硝酸甘油放在舌下含化，1～2分钟，药劲儿就能让狭窄的血管扩张，快速恢复血流，常常3～5分钟就能缓解症状。但如果硝酸甘油舌下含化了30分钟还没起效，一定要当心，很可能是心肌梗死，要快速送往医院，吸氧吗啡镇痛，硝酸酯类扩冠状动脉，30分钟内溶栓，90分钟内放支架。

因为对于心肌梗死来说，已不像心绞痛那么容易通过扩宽路径来治疗，它需要的，是清理路障，再次打通道路。

清理路障常常对应着抗血小板药、抗凝药。抗血小板药就是我们熟知的阿司匹林和氯吡格雷（GPⅡb/Ⅲa受体拮抗药），而抗凝药对应着肝素，溶栓药对应着rt-PA（重组组织型纤维蛋白溶酶原激活药）、尿激酶、链激酶等。

再次打通血管意味着要放支架。而且，放支架是一种对于心绞痛和心肌梗死都有效的方式，用机械的结构撑起血管，把肥胖血管的大肚腩紧贴着墙壁，让斑块不再占用血管里的空间，以保持血液畅通。

如果路都通了，那么剩下的就是减轻消耗和没收零食了。减轻消耗常常对应着能减慢心率的一类药物，包括美托洛尔、比索洛尔等的β受体拮抗药、ACEI、ARB类的药物。没收零食，就是大名鼎鼎的他汀类药物，包括辛伐他汀、普伐他汀等，这些药能很好地降低血管中的胆固醇含量，还血管一个淡雅的环境。

5. 高血压的世界，有血管的地方就是江湖

> **题记：牛顿第三定律在"高血压"里结了果**

　　还记得初中语文课上，我们语文老师姬老师时常提起的一句跟心脏有关的话就是："心脏是一座两居室的房子，一间住着痛苦，一间住着快乐，人不能笑得太响，否则就会吵醒隔壁的痛苦。"

　　我当时的感觉是，这话说得太有哲理，太好了。

　　可自从学了医之后，再看这话，就有了一种别样的感觉：人笑得太响也是分情况的，高血压情况下心室笑得也是被迫的，瓣膜"啪啪"地可劲儿拍打，隔壁的痛苦已快被震碎，声响顺着脉管响彻云霄，引发了远在天边的毛细血管的崩盘……

　　高血压作为一种平常得不能再平常的疾病，早已被人们熟知。可是，为什么好端端地就成了原发性高血压？猛然升高的血压又会有什么危害？五花八门的降压药，如果不知道原理，有可能吃得再多，都只是同一种药？

　　不错，对于高血压来说，真是应了一句名言"有血管的地方就有江湖"。高血压作为一种血管和血液互相排挤的疾病，充分印证了牛顿的第三定律：作用力与反作用力是如何较量的。它们作战的战线绵延数千里，在大血管里，它们常常不分高下，而在小血管里，尤其是毛细血管，血液就会更胜一筹，它会在血管壁薄弱的地

方，挤破血管，从血管里涌出，造成出血。

这就是高血压的人很容易脑出血和视网膜出血的原因，只因为这部位血管太细太薄弱，尤其是大脑的豆纹动脉，不仅薄弱还拐了个 90° 的弯，使得高压的血液更容易冲出赛道，引起出血，引发头晕头痛、视力模糊，如果出血量很多又没有及时引流，多出来的血还会挤压柔软的脑组织，形成脑疝，引发呼吸骤停、反射消失。

当然，这只是千里战线大散户——小血管的疾病，战线的源头，心脏也在高压下漏洞百出。因为如果大动脉的血压变高，那么心脏就只能更厉害，以更高的压力将血强行压入大动脉，心脏要更厉害，就要更有劲儿地收缩，更有劲地收缩就需要更厚的肌肉，更厚的肌肉可以有，但营养心肌的脉管不够长，导致增厚的那部分心肌是没有血液供给的，于是心脏会发生心内膜下心肌缺血。

其实，高血压带来的风险远不止这些。

就像是喷泉一样，我们身体需要的是像蘑菇一样的、力道温和的喷泉（这样能很好地浇灌我们的身体），而不是一飞冲天喷头细小但力道惊人的"大力喷"（那样就跟消防员的水枪一样，会喷坏人的）。身体里的器官也受不了这大力喷，尤其是肾脏，所以当高血压时，还会引发肾实质缺血、肾小球纤维化，甚至是肾衰竭。

知道了这些风险，你现在是否咬牙切齿，想灭了这血液的力道和锋芒？是否又有点懊悔，究竟是什么样的生活方式给了高血压以生存空间？

其实 90%~95% 的原发性高血压都是由遗传、肥胖、社会心理因素引起的。说得通俗一点，就是生你的和养你的，共同决定你的血压。60% 的高血压患者有高血压家族史，剩下的人群，从南向北走，呈递增趋势，因为随着纬度的增加，豪迈的盐量和血压也在增加。

如果你是重口味，很爱吃油腻、高蛋白高盐的食物，平日里还吸烟、精神紧张，体重跟身高基本持平，呈同一个数字，那么，再照这么吃下去，就会吃出个高血压。

如果你是真病了，不是吃出来的，那么这部分高血压叫继发性高血压，常常由嗜铬细胞瘤、原发性醛固酮增多症、肾实质性病变引起。这部分高血压常常起病迅速，性子非常烈。

不过，对于高血压的这个高，你心里有谱吗？到底多高算高？

其实正常的血压基本在 120/80 左右，也就是说正常收缩压≤120 mmHg，舒张压≤80mmHg。而高血压的标准，比这个指标各升了一档，也就是说收缩压≥140mmHg，舒张压≥90mmHg，并且，为了排除意外因素，非同一天测量 3 次血压均满足收缩压≥140mmHg，舒张压≥90mmHg 才能诊断患了高血压。

接下来，就是到了该怎样灭血液的力道和锋芒的时刻了。想必牛顿的第三定律会在这里有一个极大的应用，因为如果高血压是高手之间作用力与反作用力之间的巅峰对决，那么我们只需要让他们回到孩童时代，你推我搡维持在低水平的作用力与反作用力即可。

所以你会发现，高血压的治疗里药物大体分两类：一类让血管疲软好减轻作用力，一类让血管里的水少好减轻反作用力。

那么让血管疲软的药物，数量庞大。有灭了血管肌肉力量的药物钙通道阻滞药，包括硝苯地平、维拉帕米、地尔硫草；有断了升压激素链条的药物，包括 ACEI 类即血管紧张素转换酶抑制药，ARB 类血管紧张素 II 受体拮抗药。

减少水的药物，堪称"万金油"，几乎所有心血管疾病都能用到。比如减少水动力的，通过减慢心率和降低心脏收缩力度而闻名的 β 受体拮抗药，代表药为美托洛尔、普萘洛尔等；减少水量的，是以利尿药为代表的一类药，包括氢氯噻嗪、氨本蝶啶、阿米洛里、呋塞米等，不过，对于利尿药来说，它的用量是很考验人的，因为稍不注意，就会低钾。

对于吃出来的高血压，我们尽量让它再吃回去。

低盐饮食，多吃新鲜蔬菜水果，少吃肥肉、动物内脏等高脂肪高胆固醇的食物，戒烟戒酒，增加运动减轻体重，这些健康习惯都能帮助患者把血压达到控制的目标，长期维持在 140/90mmHg 以下。

6. 心瓣膜病，我的心脏在腹泻

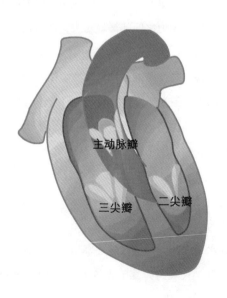

主动脉瓣

三尖瓣　　二尖瓣

如若提肛肌不能很好地"收住收住"，那么随之而来的相信就是"扑哧扑哧"，我们无法判断肠子的蠕动带来的是气体还是液体，只能随着释放之后的湿度来自我感觉。对，腹泻就是这么尴尬。

可是，现在的情况是，腹泻的情况正在心脏里上演。

在心脏竖着的方向上，有两扇门，左边的是二开门二尖瓣，右边的是三开门三尖瓣，这些门的关闭能很好地起到隔离作用，使得上面的血不要下来，下面的血不要喷上去，各自不再见面，好让心室不断压缩，形成巨大压力，将血液喷向主动脉。

一旦门坏了，瓣膜就会兜不住血，也就是说想开开不大，想关关不严。血液就会如腹泻般稀稀落落地向下滴答，搞得心室急不得慢不得，不能形成一个密闭的空间进行压缩，以至于不能很好地完成射血。

要说这罪魁祸首，除了先天性的瓣膜畸形外，罪魁祸首要数一个邪恶的坏人——A组β溶血性链球菌，它常常由咽峡炎引入。不是说这个细菌天生破坏力大，只是它长得跟体内的其他细胞有相似之处，以至于免疫系统在攻击细菌 M 蛋白的同时，也把心脏、肾脏和关节攻击了。因为免疫系统会死板地认为，长得像就算是同谋。

这样攻击的后果是，得了风湿性心脏病、急性肾小球肾炎和风湿性关节炎。所以，常常听说的"风湿"，不是风夹杂着潮气吹进了身体里导致的心脏病、肾炎和关节痛，而是一种自身免疫性疾病，常常会损伤心脏瓣膜。

6.1 想开开不了，"二狭"的后果，上堵下空

如果免疫系统不分青红皂白，开始攻击自己心脏的瓣膜，你觉得自己的心脏瓣膜是越变越小了，还是越变越大了？

要说大呢？是因为攻击的结果使得二尖瓣发生粘连，连成一片，使得出口变小，这个叫作"二尖瓣狭窄"，简称"二狭"。要说小呢？是因为攻击的地方偏了，攻击了支撑瓣膜的腱索导致瓣膜失去支撑，垂了下来，所以感觉瓣膜小了，这个叫作"二尖瓣关闭不全"，简称"二闭"。

无论怎样，都不如开口大小刚合适，心里才舒坦。

针对"二狭"，想必你已很快就猜出了它的后果，那就是左心房肿得跟包子一样。想想正常时候的瓣膜开口 4～6cm²，怎么着也能容得下四根手指，当轻度狭窄的时候就只能容下两根，也就是 1.5～2 cm²，而重度狭窄的时候，就连一根也容不下了，流出口会 < 1 cm²，这样左心室真的是"秋月春风等闲度，一点一点接沙漏"了。

血液大部分瘀滞在左心房里，把心房撑得像个包子，所以，如果你在 X 线片上看到梨形心，那么上面鼓出来的那一坨，就是左心房里瘀滞的血液。当血液还不能很好地下去，左心房也容纳不了的时候，血就会顺着管道逆流进肺，而一进肺里，你会相当难受。

这么来说吧，正常的肺就像是一块儿干海绵，里面充斥着气体。而现在，血淤在肺里，就像是把海绵浸在水里，干海绵变成了湿海绵。所以，最先出现的症状将是呼吸困难。接着，肿成包子的心房，不仅自己难受容易引起心房颤动，还会在空间上挤压别人，比如挤着喉返神经就会引起声音嘶哑，挤着支气管就会引起咳嗽。而且，对于咳嗽来说，本身水汪汪的肺里，血管压力已经很高，一旦破裂，血将随着咳嗽咳出去，于是，"二狭"的又一个重要表现就是咳血。

当肺的压力升高，血液充满了肺后，高压的血液又会将血液逆流向右心室，引起右心室功能不全，所以严重的"二狭"会引起右心衰竭。

想必现在的你，一定很着急地想把狭窄的瓣膜"一剪没"，好给鼓成包子的心房"消肿"。

其实医生也是这么想的，虽然他们没有那么暴力，但原理是类似的。对于轻度狭窄的患者来说，无须特殊治疗，用苄星青霉素来对抗那个烦人的细菌，然后尽量不做剧烈运动即可。

而对于中重度的"二狭"患者，手术把粘连在一起的瓣膜分开倒是个不错的选择，常见的有二尖瓣分离术和经皮球囊二尖瓣成形术，如果这个瓣膜实在千疮百孔，修复不了，还有人工瓣膜置换术。

6.2 想关关不上，"二闭"累得婆婆全天候服务

当门想关关不上的时候，伴随的就不仅仅是隐私泄露，还会惹得婆婆上火……

就像是那个沙漏，中间限制的罗马柱突然加宽，底下接着沙子的那个玻璃瓶也换成了一个泵，开始向上喷沙子，这样作用的一个后果就是，你可以看到沙子不断地上上下下，洋洋洒洒。

现在，对于"二闭"来说，心脏里的情况没比这个好多少。

二尖瓣关闭不全，跟沙漏中间的罗马柱扩宽是一样的道理，都会导致血液不断地下流，不能封闭，始终没有一个断点。于是，左心室在不想接血流需要休息的时候，还在用力兜住不断下流的血液，想要把血流泵到主动脉让它营养全身的时候，血流偏偏在压力的作用下，又从这个豁口里向上跑，导致心房血过剩而主动脉血不足。

这么一来二去的后果就是，血液上上下下，洋洋洒洒，向上的一下猛冲带来的效果是左心房被撑大，甚至肺血管的压力也会增高形成急性肺水肿或者肺淤血；向下的一落又会给左心室带来负担，

因为这些血的重量还得它来兜住，久而久之，很容易形成左心衰竭。

并且由于血的出路不再只有一个选择，它更愿意顺着豁口向上走，而不是挤破头钻进主动脉里，所以全身又会出现缺血的迹象，比如疲乏无力，一劳动就喘等。

你肯定在想，一个小小的瓣关不上竟然有这么大的麻烦，如何才能把它关好呢？最简单粗暴的方法，想必就是把它缝好。

可是，缝瓣不易，换瓣更难。因为在跳动的心脏上缝缝补补，无异于在马达着火时修车，考验的是大夫们精准的手法，常用的手术方式是：二尖瓣修补术和二尖瓣置换术。

但是如果不太严重，又不想做手术，对于慢性的"二闭"，我们可以更加积极地从源头上控制它，也就是说用抗生素来控制那个惹人厌的 A 组 β 溶血性链球菌。对于急性的患者来说，降低动脉的压力成了一个很好的办法，因为这样血液迈向主动脉的门槛将会降低很多，使得血液更好地向主动脉分流，也就减少了心房和肺的负担。

6.3　当主动脉瓣膜异常，不是晕头就是点头

其实如果刚才二开门二尖瓣的狭窄和关闭不全，你都能明了，那么主动脉瓣发生的狭窄和关闭不全，就是它的复制粘贴版，唯一不同的，就是发生地点在主动脉而已。

不过，虽然地点貌似差一点，但失之毫厘差之千里。主动脉最大的优越性，就在于它比心房要"弹"，它有很大的弹性，而且还很长，且这弹性最大的好处就是能保证血液连续向前进。

你可能有点疑惑，为啥？

就像是一个橡皮管被突然快速注水，橡皮管的反应并不是迅速充满，而是鼓起了一个包，这个包里存了很多水，然后包会利用自

己的弹力，一点点地收缩，把水挤向前去，不一会儿，鼓起的包消失了，换来的，是水流持续地向前进。

血流持续地向前进，这个对身体来说非常重要，尤其是对大脑。大脑几乎受不了血流的一点中断，而主动脉关闭不全偏偏就会让血液走一步停一步。

如果用极端的思想，来想想主动脉的这些瓣膜近乎为零，那么主动脉将无法兜住血鼓起一个包，主动脉的弹性储器作用就会消失，血就会随着左心室的收缩，在主动脉里上上下下，洋洋洒洒，这样的一个后果是：能量忽高忽低。

也就是说，当心室把血打上去，血流向大脑时，大脑有能量；而当血因为瓣膜兜不住而下滑回心室的时候，大脑又会缺血，没有能量。而心室打血是"噗、噗、噗"有自己节律的，所以能量供应也会上下波动。

所以，不明白的人有可能以为你在唱摇滚还特别陶醉。

那么，对于这种极端的反向，又会是怎样一番景象呢？

主动脉关闭不全的极端反向，对应的就是主动脉狭窄。跟任何一种狭窄一样，如果在单行道上发生狭窄，引起的后果，必然是后面会很拥堵，前面会很空旷。

所以主动脉狭窄之后，血是很难进入主动脉的，血会淤在左心室里，让左心室一直背着它，所以左心室很容易累瘫了。而主动脉作为大前方，会相当空旷，所以靠主动脉供血的那些器官会饥肠辘辘，当大脑缺衣少食，人就容易晕厥、眼前黑矇，当其他器官缺衣少食，就会出现相应问题。

心脏的"奶娘"——冠状动脉的开口——恰恰就在主动脉上，也就是说，主动脉里血量足，心脏才能喂得饱。现在动脉瓣狭窄，动脉里缺血，那么心脏也会缺血，于是，心绞痛就会来临，心绞痛可以说是主动脉瓣狭窄最早和最常见的症状。

说了这么多症状，相信你一定最关心的还是咋治。

对于这些瓣膜的治疗，最好用最有效果的要属手术了。就像一个年久失修的门，你是打算涂点油刷刷漆接着用还是除旧迎新换扇好门？

手术的方法其实跟修门是一个道理，能小修不大修，针对主动脉瓣狭窄有相应的瓣膜分离术，针对主动脉瓣关闭不全有瓣膜成形术，对于复杂的瓣膜疾病，最后的王牌就是主动脉瓣置换术。

7. 辛苦一生做房奴，我的房还贬值了？（心肌病）

7.1　史上最坑的房地产商，只求加盖但不给砖头

> **题记：扩张型心肌病、肥厚型心肌病就是这么坑爹**

如果某天，有人向你吹"我的房子大""我的房子厚"，你一定要记得问："小哥儿，你造房用了多少块砖头？"

因为，你一定想不到，心脏用了同样的砖头，造出了一个坑爹的大房子，以及一个坑娘的厚房子。我们都知道心肌细胞数量不变，确切地说还会因为死亡而减少，但心室却能像吹泡泡一样，大了就薄，小了就厚，造出了薄空的大房子和坚厚的小房子，这两所房子都有专门的医学术语，叫扩张型心肌病和肥厚型心肌病。

之所以称为病，是因为这两栋房无论大了小了都不合格，都不能很好地完成射血任务。

先说说这大房子。每个人都向往住大房子，尤其还是落地窗海景房，可是如果只是一味地图大，那墙壁就会变成"薄脆"。于心肌而言，它当然不会"薄脆"，但是它会"无力"。

由于柯萨奇病毒 B、ECHO 病毒导致的心肌慢性炎症、嗜酒、免疫异常造成的心肌损害，都会使心肌变薄，但它的工作量并没有因为薄了而减少，每天面对的还是那么多的血液，于是心肌就像一只反复被吹大的气球，开始不断地扩大，松弛无力，而越松弛无力，打出去的血就越少，剩余的兜在心室里的血就越多，也就越容易下垂扩大，恶性循环，最终造成身体缺血缺氧。

那另一种情况呢？另一种情况虽然外形跟它恰恰相反，但其实殊途同归。

对于肥厚型心肌病来说，它的厚是由遗传因素造成的，也是青少年运动猝死的主要原因。因为这种肥厚有一个最大的不好，在于它厚的地方是室间隔，容易引起血液流出道狭窄，造成心脑缺血以及左心衰。

而对于大房子和小房子的治疗，我们没法像施工队一样，拆了旧房再建新房，因为心脏一刻都不能停跳，所以，我们治疗的思路是尽量减轻动静，别惊着心脏。

于是，扩张型心肌病主要在于控制原发病因和减轻心脏负荷。控制病因包括控制感染，严格限酒等。减轻心脏负荷是用药物进行治疗：血备紧张素转化酶抑制剂（ACEI）、血管紧张素Ⅱ受体拮抗剂（ARB）和β受体阻滞剂减缓心室重构和减缓心肌进一步损伤。这三种药在扩张型心肌病和肥厚型心肌病的治疗上都适用。针对坚厚的小房子，我们还有一种方式就是揩掉增厚的那一层，于是室间隔切除术和酒精室间隔消融术也被应用于治疗肥厚型心肌病。

7.2 屋漏偏逢连夜雨，一家子全成"混血"了（房间隔、室间隔缺损）

如果墙壁不厚不薄，那么墙壁损坏的另一种可能，就是凿穿了洞。这个在新生儿中比较普遍，每1500个新生儿中就有一个是房间隔缺损，而对于室间隔缺损来说，去看先天性心脏病的新生儿中，约有一半都是室间隔缺损。

如果你问房间有个洞有什么后果？我会说隔壁老张的一举一动将尽在你的眼前。老张开个灯吃个榴莲，那气味和灯光都会传过来影响到你，老张要是心情大好送餐给你，那你的房间也有可能被老张的热情充满。

心脏里的情况其实跟这很相似。

当竖着的方向瓣膜功能良好而横向的墙壁出现漏洞，血液就会顺着压力高的地方流向压力低的地方，也就是说，血液会从左往右流。而左边的，不管是夫妻房还是婆婆屋，都承接着从肺里流出来的加了氧气的动脉血。但右边恰恰相反，右边的孩子房与丈母娘屋承载的是没有氧气的静脉血。

所以，当房间出现漏洞，就会出现动脉血向静脉血流淌，形成

"混血"。"混血"的一个不好之处在于，动脉血因为分流，向下一个站点流过去的就少了，而下一个重要的站点就是主动脉，也就是说主动脉的血量将会不足，这对于一个新生儿来说，相当于限制发育，因为血液是输送营养的。于是新生儿会面色苍白、乏力、活动后气喘、生长迟缓。

如果左边的夫妻婆婆屋因为血少而后果不好，你会认为右边血多的孩子丈母娘会过的很潇洒吗？

从结果来看，血多的那一边其实结果更糟。

因为首先心脏是个严格限制用地的器官，右边的房子不仅要容纳自己本身的血液，还要再多负担从左边硬生生压入的血液，那么右边的房屋就会被撑大，它们也会把更多的血液传到下一个基站。

但对于右心室来说，它的下一个基站就是肺，这个无比娇嫩的充斥着气体的器官，一旦被沉甸甸湿漉漉的血液充满，就会出现肺充血，也容易引发肺部感染。

而且，这混了的血液，如果再经肺里走一圈，着实很浪费。因为里面夹杂着的动脉血是已经加过氧气的了，完全没有必要多此一举再转一圈。

如果你现在对这个洞洞深恶痛绝，那么告诉你一个好消息，小型继发性房间隔缺损和室间隔缺损有自然闭合的能力，随着年龄增长，洞洞也会自己消失。而对于一些稍大的洞洞，也可以选择导管介入封堵，这些手术宜在孩子的儿童时期做。

8. 电来的不是时候，我的心律失常了

你看对方是否来电，最基本的，也要在对方看你的时候"电"她一下，否则，这电，就算浪费。

而心律失常的时候，电闸在孩子屋，它只管尽兴地拉电闸，可苦了它的爸妈以及奶奶姥姥了。比如，它可以太好动，每分钟拉闸 > 100 次，于是，快速性心律失常就会出现；它也可以困了乏了，每分钟拉闸 < 60 次，于是，身体就会出现慢速性心律失常；它要是一会儿好动一会儿乏了，就容易出现窦性停搏；要是奶奶姥姥们忍无可忍，把它当作"狼来了"里面的主人公，直接关闭电路拒绝接入，那么就会出现房室传导阻滞。

其实，在心脏里如果当一名电工，你会发现相当有趣，有不想用电的房室传导阻滞，有偷着用电的预激综合征，有快速用电的心房颤动、心室颤动，以及强制用电的心脏起搏器。

不如，就让我们把每种心律失常的用电情况，做一个报表吧……

8.1 先到先得，早抢的电会乱了节拍？（房性心律失常）

◀﹕ 在心房，早一步用电竟然可以？（房早）

如果电闸迟迟不放电，那么心房会为了用电，而自己产电。也就是说，窦房结如果放电的间隔过长，心房里除窦房结以外的地方就会自己放电，完成心房的收缩，使得心房早跳了那么一两下。

对于这个病，常常不需治疗。

◀ 先跳几下行不行？（房速）

如果心房持续缺血，如心肌梗死、慢性肺疾病、洋地黄中毒、大量饮酒等，心房就不只是提前跳一下，而是提前跳好几下，也就是每分钟跳 150～200 次，比正常的每分钟 60～100 次提高了一倍。

这时，你可能就不像房早那样没有症状，而是可能会出现心悸、头晕、胸痛、憋气等症状，相应地也会需要一些治疗。

治疗的宗旨就是"降速"。心房快，要给心房降速，常用药为抗心律失常药。而心房快了，就会顺着电线传到丈母娘婆婆屋，也就是心室，导致心室也快，所以我们还要给心室降速，常见降心室速率的药为 β 受体拮抗药、非二氢吡啶类钙通道阻滞药。

◀ 我跳我跳我跳跳跳（房颤）

如果"我跳我跳我跳跳跳"发生了，那么它的速率必然比之前的还快，能够达到每分钟 350～600 次，于是，对于心房来说，恐怖的事情发生了……

这种频率很高的放电效应，导致心房的收缩不再像以前一样那么用力，而是像水面上的波纹一样，频率很高，力度很小，所以心房更像是在温柔地抚摸血液，顶多加点震动的感觉，已经丝毫没有了原先的暴力吸引再喷涌而出的气势。

但是，这种该死的温柔，会激活血液里的凝血因子，导致心房形成附壁血栓。而一旦附壁血栓在心房脱落，左心房的栓子很容易引起脑梗死，右心房的栓子很容易引起肺栓塞，因为脑和肺的血管都比较细小，很容易被大的血栓堵住。

除了血栓外，心房快速的电频率还会顺着电路向下传，虽然会经历房室延搁来降速，但再降，丈母娘婆婆屋都会比之前快一些。当丈母娘和婆婆屋的频率超过了每分钟 150 次，丈母娘婆婆屋缩在一起的时间将大大加强，于是，心室就会缺血，引发心绞痛。

再者，心室由于没有血供还要一直工作，会非常劳累，也没有足够的力气将血液泵出去。这样的结果是，很容易引发充血性心力衰竭。

所以，对于心房颤动的治疗，估计你也猜出来了，就是从两方面：抗血栓和降速。降速跟之前的一样，抗血栓嘛，就要用到一种很常见的药：华法林。

口服华法林时，需要把一个值控制在 2.0 ~ 3.0，这个值就是 INR，即凝血酶原时间国际标准化比值。

8.2 丈母娘婆婆"抢拍"的后果（室性心律失常）

🔊 抢了一拍（室早）

如果论资排辈，心房的事是大不过心室的事的。因为心房空间小，室壁薄，顶多起一个初级泵的作用，而心室作为行业老大，起主要泵血的作用，它的抽吸作用是血液进入心脏的主要动力，因为抽吸的结果是迅速形成巨大的负压，将血吸入。

所以，这么来看，心室的事确实要比心房重要。

对于心室抢了一拍的情况，如果原来心脏没什么疾病，那么抢了一拍没什么大碍，不必治疗。但如果原来心脏就有疾病，那么抢的这一拍，很可能是报信儿的，在预示你心脏将要发生危险。

比如，如果原来有急性心肌缺血，那么心室抢跳的这一下，可能就是致命性室性心律失常的先兆，所以要早期用 β 受体拮抗药来减少心室颤动的危险。

🔊 抢了三拍（室速）

如果迟迟不见电传下来，那么心室也不能不工作了，于是它们会自我救赎，自己发电。而且这一发电，就是三连发，心电图上能看到连续三个宽大畸形的 QRS 波，提示室性心动过速。

而引起室性心动过速的原因常常跟缺血有关，比如，心肌梗死、低血压、低血钾等。所以，一方面我们需要的是它别再自己跳快了，也就是降速（多用利多卡因和普鲁卡因胺），另一方面我们需要针对引起它跳快的原因进行干预，比如说治疗心肌梗死。

🔊 如果跳得停不下来，只能电击伺候（室颤）

如果心房颤动时那种温柔的抚摸放到了心室，那这种温柔真的非常该死，因为它会引发非常非常严重的后果。

心室一生最大的贡献就是把血打到全身，给全身的细胞用，尤其是给大脑用。如果心室一旦温柔，把血打不到大动脉里，那么血压将测不到，脉搏摸不到，你也听不到自己的心音。

大脑会立刻缺血，于是人会迅速地意识丧失、抽搐、呼吸暂停、脑细胞开始发生不可逆的死亡……

于是，就像任何影视剧里告诉你的那样，这个时候时间就是生命，要开始迅速施行胸外按压、人工呼吸。如果条件允许，那么最好的方式将是电除颤，因为心肺复苏只能将就着维持心脑功能，真正能终止心室颤动的将是电击。

你肯定疑问，为啥身体一过电，室颤就能好？

因为此时的心脏就像一直乱放电的皮卡丘，自己不断地拉闸放电，而心室又不断地产生电，整个心脏都快成一片电的海洋，没有一种电能真正统治心脏。所以，这时需要从外界引入一种强大的电流，把心脏击晕，灭了各路的"野电"，然后等待一种新的正规电来重新统领心脏。

那么正常情况下，在心脏自我复苏的时候，电闸窦房结是最先恢复的，所以电闸又开始统治整个心脏，整个心脏的律动又开始围绕着电闸下传的电路展开，一切又都恢复了往日的宁静。

8.3 偷电的结果也不好，心急吃不了热豆腐（预激综合征）

刚才的那些个情况，都是电顺着自己本来的电路传导的。

而现在，在心脏里，也有偷鸡摸狗，偷接电路省电费的，这种偷电行为有个医学名称叫预激综合征。

啥意思呢？就是在本来的心房传到心室的路上，开辟了第二条道儿。因为原本孩子夫妻用完电后，电会顺着房室束向下传，只不过上天在造房室束的时候，有意让电在这里停留一小下，简称房室延搁，为的是留够时间让血进入心室，然后电再下传，心室被电打得一收缩，血就射出去了。

现在，有人对这种构造不满，于是从旁边开了小道儿，简称Kent 束。这样电流下来的时候，兵分两路，一路沿 Kent 束传，一路沿房室束传，然后谁跑得快，谁先激动心室，剩下到来的那个只能激动剩下的心室。

这样来看，似乎预激综合征没什么严重的后果。确实，据大规模的人群统计，预激综合征患者大多没有什么心脏异常征象。

可是，偏偏有这么个情况，当预激综合征碰上折返环，也就是说 Kent 束和原先的电路狼狈为奸，共同构成了一个类似于圆圈的通电回路，这就相当于程序员编码的无限循环框图，每转一圈，向下放一次电，引得心室一缩，然后又转上去开始新的一圈……

所以，这样转圈的效果就是，不断地激动心脏，让心跳加速，造成心肌缺血。

不过，对于它的治疗，倒是有一个有意思的方式，就是做 Valsalva 动作刺激迷走神经。

这个动作非常有趣：先深吸气然后憋气，再用力呼气，这样就能制止迷走神经兴奋。如果 Valsalva 动作不好用了，其他的类似于诱导恶心，将面部沉浸于冰水内等都能够终止心动过速，但不好的是，停止这些动作后，又恢复了心动过速。

如果想长久地抑制心动过速，这些药物就会派上用场，比如腺苷或维拉帕米、普罗帕酮等。根治性的方法要属经导管的射频消融了，也就是用高温打掉这些偷电的旁路，让电只有一条路，也就是原来架构的电路进行传导。

8.4　包租婆，谁把我的电路掐断了？（房室传导阻滞）

如果上述几种心律失常都跟用电用得不好有关，那么下面这种，就跟断电有关了。

当心房与心室之间的正常生理延搁被无限扩大后，很有可能就是电路断了。于是心房跳心房的，心室跳心室的，它们各自发电，互相不影响，完全没了顺序。

也就意味着，血液将在这里走得相当困难，甚至步履维艰。

因为正常的情况是，心房缩，心室舒，血液顺利流进心室。而现在，有可能心房缩，心室也缩，于是老乡见老乡，两眼泪汪汪。心房的血和心室的血有了猛烈的撞击，产生了一个响亮的"大炮音"，余波会顺着颈静脉传导，于是你可以在颈静脉上观察到"大炮波"。

不仅如此，如果心室进血成问题，那么必然心室射血也成问题。于是各种全身缺血、大脑缺血的症状又会出现。

而对于房室传导阻滞的治疗，我们本着强心和重建电路的原则，开始用阿托品或异丙肾上腺素进行强心治疗，用心脏起搏器开始进行重铺电路。

8.5　包租婆说，自从安了起搏器，看谁以后还断电？

针对电路的问题，我们要改变能改变的，对于不能改变的，就用起搏器去改变吧。

起搏器的种类很多，基本上能把心脏里从电闸到电路的功能都代替了，真正实现缺啥换啥。

比如心房电路坏了，我们就用 AAI 方式的起搏器去控制心房；心室坏了，就用 VVI 方式的起搏器去控制心室；如果两者都坏了，也不要紧，DDD 方式的起搏器可以既起搏心房又起搏心室，还是带顺序的。更高级点的起搏器，能根据患者的需要来调节心室的节律，从而在你有重体力活动的时候，心脏射血"管够"。

而早前的起搏器比较死板，不管患者心脏的节律如何，它就按照自己设定好的正常频率在运转着。到了 20 世纪 80 年代，起搏器加上了微处理器，这样的好处是，只有患者需要起搏时，起搏器才开始启动。因为心脏病的患者不是说心脏一直跳得不对劲，它还能跳几次正常的，掺杂几次不正常的，那么对于它跳得不正常的时候，起搏器才启动进行干预，跳正常的时候，起搏器就休息，更人性化一点。只不过，电池寿命短还是那个年代起搏器的硬伤。

今天，起搏器琳琅满目。有的可以根据血液的湿度来调节心跳，有的是核动力的起搏器，它可以持续用 20 年再换电池，即便是这样，患者还要痛苦地经历一次开胸手术换电池。

不过，貌似再过几年，将不再需要仅仅为了换电池而开刀。未来的起搏器也许将不再需要电池，他的电力来源将取自我们身体里用之不竭的能源：糖类。

2012 年，美国麻省理工学院的工程师 Rahul Sarpeshkar 制造了一块燃料电池，用的原料不是别的，正是人体自身的葡萄糖，这给永动的心脏起搏器带来了希望，因为未来的心脏起搏器如果能用人体的糖类发电，将不再需要更换电池，吃饱喝足就好。当然，从实验室走到临床还需要很长的孵化期，但至少可以看到希望。

9. 坚持就是胜利，这句至理名言在"心力衰竭"的世界里不再成立

一般的，如果丈母娘、婆婆都不愿意管事了，累了乏了，想必

也是长年累月的持久战打得没劲了，懒得再去管电费、水费等的生活琐事了。

所以坚持的结果，也许不是胜利，而是心力衰竭。

主掌左心室的婆婆和主掌右心室的丈母娘常常会因为冠心病、高血压、心瓣膜病、心律失常等疾病而撂挑子不干了，原因很简单，凑合了一辈子，真是给累趴下了。以上的每一种疾病，都将给心室造成负担，不是让它缺血了，就是让它干得多，这种"既让马儿跑，又让马儿不吃草"的做法，如果坚持下去，恐怕就会"跑死马"，而对于心脏来说，也会跑死心脏，发生心力衰竭。

临床上的心力衰竭，以左心室心力衰竭为主，因为左心的工作繁忙，射血压力大，所以很容易崩溃，而左心室婆婆屋和右心室丈母娘屋，在道路上仅仅隔了一个肺脏，而且因为肺脏太娇弱，基本挡不住洪水猛兽，所以当左心衰竭发生时，高压的血还会越过肺脏，压入右心室，引起继发的右心衰竭。

当两个心都衰竭了，也就是全心衰竭时，你会发现，身体像熄了火的汽车一样，寸步难行……

不说别的，想当年，婆婆和丈母娘年轻的时候，那房间的柔韧性想必是极好的，能屈能伸，进血进的多快好省，排血也排的力道磅礴，不管身体是跑半马，还是铁人三项赛，血液的供给绝对"管够"。

而如今，各种因素折腾得婆婆和丈母娘美人迟暮，房间变硬，顺应性降低，房间的抽吸作用也就渐渐消失，是既吸不进血来，又排不出血去，成了个大肚腩心脏。也就是说，血卡在心脏了。卡在心脏的后果就是，大动脉里缺血，肺脏里淤血，供求极端不平衡。

于是人们很容易劳力性呼吸困难，夜间阵发性呼吸困难，还会咳嗽咳痰咳血、疲乏无力。如果大动脉里缺血了，相应地，肾也难从血里挤出尿来，所以还会出现少尿伴肾功能不全。

如果血卡在心脏了，你会发现后面的血会上不来。也就是说整个静脉系统会淤血，比如，颈静脉怒张、肝淤血、消化道淤血、食欲不振、身体的低垂部位开始出现水肿，一按一个坑等。

所以，马达不能停，心脏不能衰竭。

不过，关于怎样修马达，倒是一件非常考验你眼光的事情，因为从长远来看和从短期目标来看，治疗的药物恰恰相反。

如果你只顾眼前，不顾将来，就会选择这样的治疗方式：既让马儿"飞快"跑，又让马儿不吃草。这种方式的代表药是以洋地黄、多巴胺、米力农、氨力农为代表的正性肌力药，你现在心里是不是在嘲笑：我傻吗？怎么会选这种药？

其实不傻，这些药也有存在的价值。心脏作为一个24小时不停歇的器官，它可是要源源不断地泵血的，泵血供给的大客户可是脑组织还有肾脏，当脑组织和肾脏得不到足够的血，就会出现一系列的并发症，我们为了对抗这些纷繁的忙不过来的并发症，就会压榨心脏，让它更有力地工作。

这整个过程，其实就相当于这么个场景：一个员工已经生病，制造的产品有了问题，引起客户不满，老板为了消除客户的各种差评（相当于各种并发症），选择让这个员工加班加点地工作，好弥补损失，所以，也许当月的业绩上去了，但长久来看，这个员工可能会发生过劳死。

所以，这种短视的做法，对缓解心力衰竭的各种症状很有效，但不会提高患者的生存率，如果长期大量使用这种药物，相反，还会增加患者的病死率。所以，这种药物常常用来救急，而不是长久之策。

长久之策，则要数下面这种方式。这种方式堪称：马儿慢跑，来吃点草。

还是那名生病的员工，如果这个上司很明智，那么他可能会减轻生病员工的工作量，给他营养的病号餐，让他一天就干一件事，宁愿做得少也要做得好，生产出高质量的产品，慢慢去回馈客户，然后日久见人心。所以，上司的这种做法可能使得短期业绩还是"差差差"，但从长远来看，上司这么做会既为自己赢得了员工，又缓解了客户矛盾，还能延长交易的生存期，可谓一举多得。

这类做法对应的就是一类以慢心率弱收缩力，扩血管利尿为代表的治疗药物。减轻员工的工作量，就意味着减少血量和降低血出心脏的难度。减少血量对应着利尿药，常见的药物有呋塞米、氢氯噻嗪、安体舒通、阿米洛力等，不过利尿药的用量是很考验大夫水平的，因为尿多和尿少都会影响到体内的电解质，容易引起电解质紊乱。而降低血出去的难度，实际上就在降大动脉里的压力，也就是说让血管能放松，不再那么紧绷，这类药常常对应着：ACEI 类血管紧张素转换酶抑制药，ARB 类血管紧张素 Ⅱ 受体拮抗药。

至于给他营养的病号餐，对应的是大名鼎鼎的 β 受体阻滞药：美托洛尔、比索洛尔、卡维地洛等。

β 受体阻滞药最大的作用就是能减慢心率，当心脏跳得慢了，那么它休息的次数就会累计增多，冠状动脉营养它的时间也会增加，心脏就有时间吃饭了，虽然心脏之外的各个器官还在等着心脏喂饭，但先后次序一定要端正，只有心脏先吃饱了，恢复了体力，心脏才能把饭带给别人，让别人也吃饱。

否则，如果其他器官一缺营养，心脏就不顾自己，"砰砰"狂跳去给别人喂饭，那么没过多久，就会唇亡齿寒，谁都吃不上。

所以，β 受体阻滞药虽然会让饥肠辘辘的器官在吃上多等了一些时辰，但换来的却是改善预后，降低病死率和住院率，可谓心脏病治疗中的大好药。

10. 心肺复苏，关键时刻的救命技能

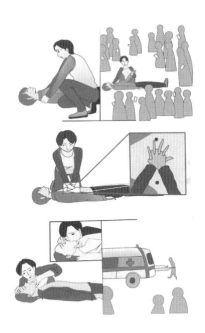

只要心脏一停搏，约 5 分钟后，大脑将出现不可逆的损害，骤停 10 分钟内未行心肺复苏，神经功能极少能恢复到发病前的水平。所以，对于心肺复苏来说，时间才是关键。

面对亲朋的突然倒地，如果你想伸出援手，但又是非专业者，学点心肺复苏技术也许能在关键时刻派上用场。

（1）迅速判断这个人的意识

我们要站在伤员的一边，拍打伤员的肩部，问："你怎么了？你怎么了？"以判断伤员是否有意识。

（2）判断是否有心跳及呼吸

去摸伤员有无脉搏，有无颈动脉搏动，以此来确定伤员是否有心跳及呼吸。对失去意识并且心跳呼吸停止的伤员进行心肺复苏。

（3）及时呼救

借助各种通信手段呼救，请路人帮助及时拨打 120。

（4）如果你是一个人在救人，那么应先按压再人工呼吸（针对心源性心搏骤停）

按压的位置和深度应到位。

迅速解开伤者衣物，找到两乳头连线中点（胸骨中下 1/3 处），这个点就是你要按压的点。两个手掌互相重合，用手掌的根部来按压这个点，双手指紧扣，双臂始终保持伸直，以整个上半身的力量按压，按压频率在每分钟 100～120 次，也就是每秒按 2 次，深度在 5～6cm。

每次按压后胸廓应充分回弹。这样一能减少你的劲儿，二不至于把被救者的胸骨压折了。为了提高按压效率，应该减少中断次数，也就是说，你要开始按，就把一组按完，中间别停歇。

每 30 次胸外按压后，做 2 次人工呼吸。

如果伤员不是心源性心搏骤停，一看就是溺水窒息，要开始先清理气道里的脏东西，再胸外按压人工呼吸。

一手按着伤者的额头，另一手抬起他的下颌，配合着胸外按压，按 30∶2 的节奏进行人工呼吸。也就是说按压 30 次，吹气 2 次。在吹的过程中，要保证你吹的气是真的吹进了患者的身体里，所以你需要捏住他的鼻子，口对口包严患者的嘴。

口对口吹气最容易犯的错误，就是可劲儿地吹，导致通气过度，一般吹气量不超过 1200ml，而且每次吹完气能观察到患者胸部隆起。

重复 2、3、4 步骤，连续进行 5 组。

一直反复循环，直到自动体外除颤器到达且可供使用，或有急救人员接管患者……

有一点需要记住，意识丧失但有自主心跳和呼吸的伤员，就不要胸外按压和人工呼吸了。

内分泌系统

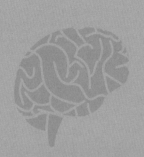

如果非要用三个字形容一下内分泌，我会说"大妈团"。如果问我为啥这么说，我会说"信息控"。

没错，内分泌系统就像一个由大妈组成的群众组织，平时的工作就是闲聊，交流信息，传达信息。为了让这信息传达得更高效，他们还进化了类似于工厂流水线的通道，主路叫下丘脑-垂体，分了三个岔口分别是甲状腺、肾上腺、性腺。这三个部门，个个都是王牌，身兼数职，就像三个爪牙一样锁着公司的命脉。

不信？它可以跟你开个玩笑在你脸上种下几颗青春痘，也可以玩个大的，干脆让你颠倒性别，你的高矮胖瘦全归它管，你的日常作息也全在它的掌控之下。追求完美腰臀比、魔鬼身材、各种男人味女人味、规律作息的你，不如跟随笔者的脚步，一起来看看内分泌。

1. 你还"一懒众衫小"吗？天然的"瘦素"出现了

你知道为啥总吃饱了才开始减肥？为啥老戒不掉巧克力？为什么总是一懒众衫小？原因要是都怪你没毅力，那也有点太冤了，为啥这么说？

因为你有一个"饿怕了"的基因。

在原始社会，我们的祖先如果想吃一口甜食，那唯一的来源便是熟透的水果。而对于他们来说，最明智的做法就是立刻吃到吃不下为止，否则，等到其他的狒狒也发现这棵树，就一颗也吃不到了。

演化学的学者认为，即使到了现在，我们的大脑和心灵还是保持狩猎和采集的生活方式，但所处的却是在工业化之后的环境。

所以，这种"饿怕了要吃饱"的直觉本能就深深地印在了我们的基因里。

于是，你可以看到，今天的人们喜欢吃着炸鸡喝着可乐，吃着巧克力想着甜甜圈，就算在再发达的城市，都市夜生活也会就着啤酒大口吃肉。

所以，肥胖如瘟疫般席卷了整个城市。

肥胖带来了无数令人痛苦的问题……

熬夜加班不运动，小胖子的肚子还在年年加固。遇到急事，狂奔而去，发现胸部甩来甩去。公交站牌，连排而坐，占地面积永远一又三分之一。偶尔陪女友逛个超市，大腿内侧还会严重磨伤，简而言之——废裤裆。

光形象问题就很令人头疼，内分泌问题我们会在下节详述。

但，肥胖的流行给了商家一个赚钱的机会，于是，大把的减肥药品应运而生。

可是，减肥药，你敢吃吗？

相信你对减肥药的疑问还有无数种，因为它是药。

你的第一反应应该是"是药三分毒"吧？

不如我们按功能，大体把市面上的减肥药分两类吧：排的多和消耗多。

排的多，这种减肥药主要作用于肠道，国内上市的有减肥药奥利司他就是这种，它是一种肪脂酶抑制剂，让人体不再从食物中获取脂肪，而脂肪在肠道堆积过多，就易引起脂肪泻，所以这种减肥药堪称"排的多"。

减肥药的副作用很大，比如胰脂肪酶抑制剂抑制食物中的脂肪分解吸收而减肥，但可引起脂肪泻，造成脂溶性维生素缺乏。还可能引起肝功能损害。中枢性减肥药可能引起中枢不良反应。

另一种呢，就是消耗多，可以让人不用节食就能瘦身，但一个很明显的改变就是，服用后会发现自己性情变得有点急躁，体温也比平时高一些，不知不觉体重就会狂掉。

还会由废裤裆的小胖子变成骨感美人 A4 腰，由前有铠甲后有软肋变成空有鸡肋，根根分明。不仅睡觉硌床，还硌老公硌同学，就连腋窝都夹不住温度计，恨不能放屁都要扶下电线杆。

对，这种减肥会瘦得苍白，瘦得无力，还会去医院。

这是因为，服药的人很可能因为服这个药而甲状腺功能亢进了。

因为在人体中，甲状腺激素具有很强的提高代谢能力的作用，这种减肥药里面就含有甲状腺素的成分。所以，此时的病人也许还要停药接受治疗，否则发展成甲状腺危象可是能要人命的（关于甲状腺危象会在最后一节展开叙述）。这不是"减肥药"，这是"要命药"。

那按照增加消耗的减肥思路，你猜最绿色最健康的方法是什么？

毫无疑问，必然是大名鼎鼎的运动。

运动是最佳的减肥方式，瘦身是最佳的塑形方式。

如果说刚刚说的那些减肥方式都是宏观意义上的。那么"瘦素"就代表微观状态下身体的努力。

你以为身体一天天发胖，细胞就不苦恼吗？你以为脂肪增厚引起的肥胖，脂肪细胞就没有负罪感吗？

实际上，为减肥立下汗马功劳的，正是脂肪细胞产生的一种名为"瘦素"的物质。它是脂肪细胞里的肥胖基因表达的产物，作用是让你迅速变瘦。

不过，我们之所以看不到脂肪细胞的努力，可能的一个原因就是，我们吃得太多而身体的瘦素产量太低。

科学家做了一个实验，他们发现给正常小鼠注射瘦素，一个月后，他们的体重下降了12%。并且他们还发现，这个瘦素在夜间含量会很高。所以，饭量很大又经常熬夜的人们，不胖才怪。

那瘦素为啥会让人瘦呢？因为它的出现，意味着脂肪的合成将受到限制，并且促进脂肪分解，减少你身上脂肪的储存量，这样你就会瘦下来。

虽然听上去很美，但瘦素属于多肽，就算制备出来，口服也一般不起作用。而且研究显示，肥胖者瘦素不低，只是不起作用了。所以，瘦素还不能作为减肥的工具帮助我们减轻体重。

不过我们在减肥的路上也不应该过度依赖药物，运动还是永恒的减肥的主题。

2. 肥胖症胖哪的都有，为啥乳房偏偏不胖？

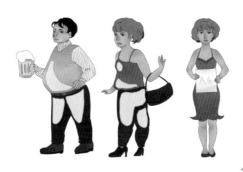

相信肥胖症者担心的，远不只是乳房，比如，肥胖的男士还在担心自己的阴茎，肥胖的女士还在怀疑自己的卵巢，肥胖的中老年人在无数个不眠之夜开始担心自己的三高问题：血糖、血脂和血压。

你要问为啥？只因这和肥胖关系密切。

关于肥胖，这节我们讲讲内分泌。

我知道你心急，下面有个公式，算算，就知道自己是否肥胖（注，此公式仅适用于成人，不适用于健美运动员）。

你的理想体重应该是你的身高（按厘米算）减去 105，也就是说理想体重 = 身高（厘米）－ 105。而另一个体重指标 BMI 则是用你的体重（单位为千克）除以身高（单位：米）的平方，也就是

BMI = 体重（kg）/ 身高 ^{2}（m^2），如果你算出来的这个 BMI 如果在 18.5 ~ 24，就是正常，大于 24 为超重，大于 28 为肥胖。

如果 BMI 还不到 18.5，在体重界算还未成年的，快去买一盒巧克力迅速增肥，如果在 18.5 ~ 24，恭喜你身体不错。如果大于24 小于 28，明天开始多吃青菜，如果大于 28，算了，以后就喝面汤吧。因为，下面要谈论的，都是关于你的。

要说这肥胖，也是挑男女的。

男生型脂肪，主要胖的是内脏、上腹和皮下；女生型脂肪呢，主要胖的是下腹和臀部，就是没有乳房。

不过，胖不胖乳房都不要紧，生活不会这么肤浅的，现代技术会帮你从 A 升到 C，甚至更高。

这里多说一点，隆胸常见的有两种方式：自体脂肪填充和植入假体。两种方式的优点，出奇地一致，就是：胸大了自信了。

缺点嘛，就各有各的问题。自体脂肪填充，随着时间的流逝，乳房会缩小，因为脂肪在吸收。所以，你可能需要做 2 ~ 3 次，优点就是，大的自然，躺下散开。植入假体呢，站着饱满，躺下不会散开。对于躺下来说，稍微有点不符合牛顿的万有引力。

不过，在乳房中填充东西，都会或多或少地影响到性反应和母乳喂养，因为会损伤神经。需要隆胸的各位朋友，还是考虑好各方面再做决定。

让我们回过头来，看看这肥胖与男士阴茎、女士卵巢、还有三高问题的关系吧。

其实，看似是三个截然不同的方向，但统一于一点：内分泌。

先说说这三高问题，已经证实的资料显示，肥胖是高血压、高血脂、高血糖的帮凶，很容易导致动脉粥样硬化，也就是说脂肪跑进你的血管壁了。这带来一个很不好的问题，血管没有以前结实了，容易破裂出血，再者脂肪参与形成的斑块容易堵塞血管。当血管问题一乱，就像国道高速、动车高铁被限制一样，国家的整体效率就会下降，也会引起人们的不满。对身体而言，血管是通往各个器官，给他们输送养分带走废物的，当它破了或堵了，冠心病、心肌梗死、高血压、主动脉夹层、腹主动脉瘤等很多问题都在排队向你走来。

再说说这卵巢问题。现在有一个非常普遍的疾病—多囊卵巢综合征—困扰着广大女性。你几乎可以从外观看出，凡是体形肥胖的，尤其是肥胖都集中在肚子上的女士，有痤疮，长胡子，月经不调，甚至是闭经、不孕的，大多是多囊卵巢综合征。很多女性因为很久不来大姨妈而去就诊，做了 B 超才发现是"多囊卵巢综合征"，也就是说，卵巢上的囊大于 12 个。对于这种病，有资料显示，减肥成功，多囊卵巢就会消失，月经就会规律。

3. 彼之砒霜，吾之蜜糖，糖吃多了，就得糖尿病吗？

如果哪天你从自己的尿液中嗅到了一丝"甜"的味道，那该是一种怎样的恐惧？

很早很早之前，有一天，一名男士在随地大小便后，发现自己留下的地图吸引了很多蚂蚁，不久，这名男士就消瘦而死。

后来，奇怪的现象频频再现，蚂蚁偏爱的那些男士，不久后，都离奇死去。这引发了一种恐慌，大家都觉得蚂蚁像巫师一样灵验，能掌握人的生死。

直到一名医师的出现，才破解了这个魔咒。这名医师从这些男士的尿中，提炼出了糖，于是，一种新兴疾病就这样被定义了——糖尿病。

糖尿病可谓真正的"糖衣炮弹"，在让人"甜蜜"的同时，四散在人身体各处，侵袭着各处的组织器官，导致全身多系统疾病。

你也许会恐慌，我爱吃糖，会不会得糖尿病？

不是说你吃了三块大白兔，再来五块金丝猴，就会得糖尿病。糖尿病的糖，指的是血液里流淌的葡萄糖，它的出现，源于人体内的一种激素的失效。

要说点劲爆的，糖尿病患者是可以吃"甜"的，只不过，这种甜其实是一种甜味剂。我们平常嚼的木糖醇，就是甜味剂很好的代表，绝对能"满足你的嘴，骗过你的胃"，由于木糖醇的热量远远低于蔗糖，而且还不易吸收，几乎不会影响到胰岛细胞，所以，这种甜不会影响糖尿病的进程的。

那究竟啥是糖尿病呢？身体的什么零件坏了，就会得糖尿病？

其实，如果说糖是一种调料，放多了的话，那么，醋就是最好的中和剂。而对于身体来说，这醋就相当于胰岛细胞。只不过，中和的好不好还跟醋的质量和数量有关，当醋不够浓了，或者说醋的量很少，那这碗汤还是齁甜齁甜的，身体就会太甜，糖就不得不从尿里排出去了。

细说一点，其实身体是这个样子……

体内唯一降糖的激素就是胰岛素。它其实就相当于古代君王的金牌，是个信号而已，由胰岛细胞产生。见金牌如见皇上，当沿途的细胞们看到胰岛素，就知道让他们分解糖的旨意下达了，于是，细胞们开始纷纷摄取糖消耗糖，让你血管里的糖含量降低，维持平衡。

但是，面对遗传因素，环境因素的变迁，胰岛细胞的力量也在逐渐减弱。这就表现为两种方式，一个是效力下降，一个是数量减少。

胰岛细胞的效力下降，就好比群众到了叛逆期，看见金牌如废铁，不再理睬胰岛素的命令，于是，细胞开始拒绝接受葡萄糖，不再去摄取它利用它，那么堆在血管里葡萄糖的含量就会飙升，高到一定境界，就会糖尿病。而胰岛细胞数量少了，产生的胰岛素就少了，信号减少，人们就算有能力去分解糖，没命令也没法办事啊，所以血糖浓度还是高的。

你肯定会问，分这么细，有什么用？

别急，你肯定听过 1 型糖尿病和 2 型糖尿病吧，他们其实就是上面说的这两种。

1 型糖尿病就对应上面胰岛细胞数量少了，你可以想象一个极端场面，就是：没了产生胰岛素的细胞了。没了细胞，就等于没了胰岛素，所以其他细胞纵使有心，也没胆儿用糖，因为收不到命令，所以 1 型糖尿病会"快准狠"。常常青少年就开始发病了，情况较急。但幸运的一点是，病因明确，缺啥补啥。你可以通过补充胰岛素来治疗 1 型糖尿病，终生带泵的生活，质量也是很高的。

而 2 型糖尿病，就比 1 型要稍稍复杂一些，它就对应上面的所说的质量下降，群众叛逆。用专业点的词说就是"胰岛素抵抗"。所以，你体内的胰岛素水平并不低，甚至还升高了，但是听胰岛素指挥的细胞越来越少，不听话的叛逆的细胞越来越多，所以血糖浓度还是没有很好地降下来，导致高糖，最后会尿糖。

那糖尿病病人都有什么样的表现呢？

"饿了么""渴了么""尿了么"是糖尿病患者的日常三问，他们由于利用不了糖，就会特别缺能量，特别饿，所以吃得特别多。又因为大量的糖从尿里排走了，他们又会非常渴，所以既尿得多又喝得多。但结果是，他们非常瘦。总结一下，就是"酒肉穿肠过，什么都不留"。

真是，大量酒肉穿肠过，糖尿病的细胞清贫什么都不留。但总有微生物会取这一瓢，人体的细菌可是十倍于人体的细胞总数的，于是，很容易诱发炎症，比如，肾盂肾炎、膀胱炎、体癣、阴道炎。再加上血管中高糖的环境，很容易发生视网膜出血水肿，动脉粥样硬化冠心病，缺血性脑卒中，脚发生溃疡、坏疽。不少患者的脚，就是这样溃疡的，由于糖尿病患者特殊的高糖体质，一般的伤口会很难愈合，如果感染很难控制，就需要采取截肢了。

说到这里，糖尿病是个啥，相信你已经非常清楚了。

我知道你最关心的，还是最简单粗暴的问题：怎么发现，怎么治？

怎么发现呢？就是本体觉很重要，也就是说人对自己身体的感觉。

如果有人觉得最近自己吃得多、喝得多、去厕所的频率也高，还老觉得饿。不如就近测个血糖，如果随机血糖大于 11.1mmol/L，就要警惕。第二天去医院，挂个内分泌科，空腹抽血化验。测空腹血糖，也就是说至少 8 小时没有吃任何东西的情况下，测得血糖，正常的血糖值在 3.89～6.11mmol/L，看看你是否在范围内。或者做个糖耐量试验（OGTT 实验），简单说就是让测试者喝医生处方的一定量的糖水，喝完糖水后再测血糖，如果 OGTT 实验 2 小时血糖大于 11.1mmol/L，就基本确诊是糖尿病了。

我知道，你肯定迫不及待的问，咋治？

看看糖尿病的治疗药物，你就会发现很多很乱很杂，其实这里面是有秘密的，而且，这个秘密很简单。

还是那碗很甜的汤，我们现在需要它回归到正常的味道。你有什么办法？

我猜你的第一个办法叫再加一些汤稀释。这是个很生活化的办法，但是身体貌似不能突然变成小巨人去稀释现有的糖，你也不能通过一直打点滴来稀释血管中的糖，所以，这个方式可以跳过了。

那我来跟你说说医生们的办法。第一，别再放糖了。第二，补缺。

因为我们每天都要吃饭，饭里就有糖。虽然这些糖我们不能利用，但它们还会进入我们的身体，造成负担。所以第一种药就是针对不让糖进入我们的身体而设计的，这种药叫"α—糖苷酶抑制药"，与饭同服，阻止肠道的细胞吸收糖。这种"别再放糖"的方法，堪称安全绿色。

第二，补缺。别看就一个动作，这里面可是有点学问呢。

对于 1 型糖尿病来说，它们的问题是体内的胰岛素数量减少，所以，1 型糖尿病用药非常简单直接，就是直接补充胰岛素，这个听起来简单但做起来麻烦。

那么，对于 2 型糖尿病来说，它们的问题是体内的胰岛素效力下降，细胞对它不敏感了，不听它话。于是，针对如何让细胞重新听话，就设计出了一类药，这种药叫做增敏剂，比如罗格列酮等。另外一种，堪称"杀鸡取卵"法，就是刺激你仅有的一些胰岛细胞，让他们加班加点干活，再多产生些胰岛素。这种方法衍生出来的药非常多，药名你肯定也很熟悉，包括：格列本脲、格列吡嗪、格列齐特、格列喹酮、格列美脲、瑞格列奈、那格列奈等。

相信这碗甜汤，在这么轮番补缺不放糖的过程中，甜味会被渐渐中和，糖尿病患者的血糖也会维持在一个平稳的水平。至此，蚂蚁们终于不再是灵验的巫师，它们成功退休了。

4. 大夫不说，你永远不知道的，这作死的"血糖"

我们都知道，空腹血糖正常值是 3.89～6.11mmol/L，如果血糖离这范围差的很远，那血糖就是正在作践身体。

你肯定会问，为啥作，究竟咋作？

其实这血糖就像粮食，低血糖就相当于"饿死鬼"，高血糖就相当于"撑死鬼"。无论哪种，都不如吃得刚好来得舒服。

对于饿，相信你早已深有体会，饥肠辘辘胃也在不断低吼。不过，除了你想吃吃不着的那种低血糖外，剩下的低血糖，大多是病态的。比如严重的营养不良、肝肾功能不好的、消化功能不好的、升血糖的激素缺乏的，还有腹泻如滔滔江水一去不复返的、发高烧的都容易低血糖。

其实百变不离其宗，低血糖的根源无非是进的少，排的多，外加血糖消耗增加。结果就是，血糖浓度低于 2.8 mmol/L。

当血糖浓度接近或低于 2.8 mmol/L，人体就会出现各种症状……

用三个字形象地概括一下就是"饿晕了"，学名叫"大脑抑制"。因为大脑将消耗全身 25%左右的能量，是个名副其实的霸道总裁，一旦缺能量，大脑会首先出现症状，所以，你会晕厥。

如果你觉得自己快晕了，随手来罐可乐，也许能迅速升血糖。

但，"饿"晕远远不是最作的，"撑"会更胜一筹。

当一桌丰盛的火锅瞬间填充你的胃，撑得都走不动路时，除了催吐，还有一种就是再撑下几颗多潘立酮（吗丁啉），恢复胃动力。然而，当人的身体撑不下这高的血糖时，情况就没这么简单了……

就好比原来是涓涓的血液在血管里流淌，现在变成糖浆，黏糊糊地在血管里流淌，流到尽头肾那里，排出些多余的糖形成糖尿，其余没排完的，继续在身体里循环。

你猜，这高糖在血管里循环的后果是什么？

后果有点多，最直接浅显的，高糖对血管壁就是一种损害。从心而来的高速血流，最先冲刷的就是大动脉，所以，高糖对大动脉的侵犯比较严重，会引起动脉粥样硬化。这是一种会引起血管变硬，甚至堵塞的一种病变。

接下来，高糖对身体的损害，就看它能走到哪儿了。

心射出的高速的血流，很大程度上在于给大脑提供营养。当高糖的血射向大脑，问题出现了，因为它很浓，所以它吸水，于是脑细胞的水分有可能被吸走，而且，万一高糖把血管堵了，大脑又会缺营养。无论哪种状态，大脑细胞都会损伤，于是，病人会出现一些神智改变，脑缺血，甚至加速老年痴呆。

下面这条，相信你就很难接受了。都说眼睛是心灵的窗户，当心灵的窗户蒙上一层糖，那就一点也不好玩了。供给视网膜的血管，都是非常细小的毛细血管，它们因为比较细小，所以容易出血。现在的情况，就好比这样的情景：一个正在充水的橡皮管，我们用脚踩住它，那么橡皮管的远处势必是扁的，而橡皮管的近端势必是鼓起了一个都快被撑爆的球。

对于身体而言，踩的那一下就相当于高糖引起的动脉硬化堵了血管，那么血管的近端会形成动脉瘤，很容易破裂出血，而血管的远端会缺血坏死。不幸的是，这种状况发生在了眼睛，所以糖尿病患者可能会出现视网膜出血，玻璃体积血，一直到最后的视网膜脱离，失明。

当然，这种相似的状况，还可能发生在四肢，导致神经缺血受损。人体会出现奇怪的异样的感觉，比如感觉这手和脚像是穿了手套或者戴了袜套一样。病情严重的患者会发生糖尿病足。原因就是管子的远端缺血，于是脚趾因为没有血供而发生溃烂，不易愈合。与此同时，高血糖抑制身体卫士——免疫系统发挥作用，局部组织缺血缺氧等，均可导致感染不易愈合。

说到这里，我们还没说排糖的主力——肾的损害。当血糖大于 8.8 mmol/L 时，人体就开始尿糖。肾里面其实是一个个的血管球，数量非常多。而高糖对肾血管的损害又会在这里轮番上演，于是会引起结节性肾小球硬化或弥散性肾小球硬化。

仅仅一个高糖，就会扰乱身体里这么多系统、这么多器官，但这仅仅还只是表现。身体其实还是非常缺能量的，因为他们利用不了糖，于是转而求助脂肪提供能量。

你们肯定会觉得，多么好啊，这下肥肉终于消失，可以 A4 腰了。但其实，如果大量的脂肪短时间被分解，尤其是分解的还不那么彻底，就会产生问题——酮症酸中毒。如果脂肪没被消耗氧化成气（CO_2 和水），那么势必将产生垃圾（酮体），当酮体过多，身体会酸，还会诱发高钾血症，高钾血症容易引起心脏停搏。

所以，这么来看，血糖高了，真的是非常作践自己的身体，这一个个高糖引起的后果，堪称内科疾病的大杂烩。

此时的你，是不是也理解了，为啥医生一再强调要控制好血糖？

5. 有了肾上腺，才能"你好她也好"

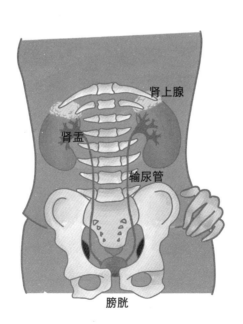

内分泌系统　**213**

5.1 分泌功能比肾强的肾上腺

经常打开电视，看到的都是"温养补肾，扶正固本"等系列广告，画面中出现的不是开始时唉声叹气，就是在末尾满家欢喜地来一句"他好我也好"。可是，维持男性第二性征的雄激素，其来源并非肾也，大部分来自于睾丸，少部分来自于肾上腺，肾上腺与肾是完全不同的。论这内分泌功能，肾上腺不知比肾要强多少倍？

那你知道这肾上腺到底有多强吗？你知道平常动不动就打激素，打的是什么激素吗？你知道维持某些欲望和行为的激素从哪里来吗？你知道要调节身体里的水盐平衡的激素从哪里来吗？

毫无疑问，这些激素都从肾上腺里产生。别看肾上腺就在肾上面盖着，两坨黄黄的三角形的东西，它其实特别有内涵。

它就像一个操场，中心是草坪，四周是跑道。草坪的位置叫肾上腺髓质，草坪的名字叫"压力"，没错，它产生的就是著名的肾上腺素或去甲肾上腺素。四周的跑道，叫肾上腺皮质，由外向里的跑道分别叫水师、助力、雄性。

听这名字，你肯定好奇，这究竟是什么意思？

外侧的跑道，叫"水师"。没错，这里是盐皮质激素——醛固酮的发源地，这种激素在你体内负责调控水，擅长回收水。当体内缺水，血管软绵绵的时候，这种激素就会分泌很多，回收原尿中的水，从而升高血压。

中间的跑道叫"助力"。这个"助力"正是大名鼎鼎的糖皮质激素，能帮助你在危险时刻渡过难关，它可占了肾上腺皮质78%的体积，关于它的神奇之处，我们马上就会单独详述。

内侧的跑道，叫"雄性"。因为，这内侧的跑道主要产生雄激素。别以为雄激素只男生拥有，肾上腺人人都有，所以雄激素男女都有。而且，肾上腺产的雄激素还是女性体内的主要来源。

5.2 这无所不能的"糖皮质激素"

你有没有一个疑问，就是糖皮质激素究竟是何方神圣？为啥什么病没法治或疗效不好的时候都用它？非典那会大家都拿非典没办法的时候，就用激素大剂量地冲击人体，结果，很多人都奇迹般地活了下来。

那糖皮质激素为啥这么神奇呢？

激素之所以称为激素，听名字就知道是刺激激发的意思，也就是说它能使我们兴奋，也能抑制我们。

我们的体内每天都在合成激素，我们每天合成约 10mg 的皮质醇，之后这些物质被运到肝脏进行代谢。

其实糖皮质激素还挺偏心的，因为它看人下菜，对不同的物质，它的态度大相径庭。

比如，对蛋白质它就里一套外一套。对于肝外的蛋白质，糖皮质激素采取让他们加速分解的策略，而对于肝内的蛋白质，糖皮质激素会促进他们合成。这样，就相当于把肝外源源不断的蛋白拆成零件，送到肝脏，进行再加工，打造成我们需要的蛋白，从这层意义上来说，糖皮质激素在困难时刻帮了我们。

对于糖呢？糖皮质激素采取显著升高血糖的策略。但这并不像糖尿病，因为我们的胰岛细胞还有胰岛素都是好的，我们还有强大降糖的机制。暂时升高血糖，就像马上要打仗，往前方输送粮食一样，供给我们能量，毕竟，糖是最快的营养物。

对于脂肪呢？糖皮质激素采取了和蛋白相似的策略，它还会让四肢的脂肪都活动起来，统统地分解运往肝脏，在肝脏进行重新加工，沉积下来。所以你看，这一闹腾，最后的结局相当于啥？相当于把四肢的脂肪全都转移到身体的中央，都堆在肚子上了。11个字概括一下就是"满月脸，水牛背，向心性肥胖"，这种描述其实很符合用激素进行治疗的人们的外观。

不过，这仅仅是糖皮质激素进行的微观的动作，它还有更大的动作就是主宰一些细胞。这算是糖皮质激素的大招了，可是，它究竟在影响什么细胞？

它其实非常聪明，只要对运送能量有利的，它都支持。对于战乱的，它都抑制。人体的一场场大病，就相当于身体内的一个个战场，糖皮质激素要做的，就是平息战乱，于是它会抑制淋巴细胞，嗜酸性粒细胞的功能，这两种细胞是体内有名的保安。这种作用，就是我们俗称的"抗炎"。

当战乱平息，糖皮质激素要做的就是重建家园。于是，糖皮质激素会促进红细胞和血小板的合成，红细胞能带给战乱区营养，血小板能编制战乱区的围墙，修补血管。

如果你以为糖皮质激素仅仅是上述这些，那就太小看它了。

糖皮质激素还特别有全局观。

它能调动心脏，增加心脏的收缩力，来使全身得到足够的血供。

它能促进消化，促进消化液的分泌，来让身体通过食物获取更多的营养。

对于呼吸，它还能促进胎儿肺泡发育及表面活性物质的发育，使得呼吸变得更容易。

它还有好多零散的功能……

总结一下就是四个方面，帮助我们维持身体平衡和稳态、调节新陈代谢、促进生长发育、调节生殖过程。

这让人不禁感叹，有糖皮质激素，就相当于有一宝。不过，大剂量的激素冲击，虽然在关键时候能保命，也会带来一些副作用，比如导致股骨头坏死。

6. "东方不败"修炼的不是武功，而是内分泌

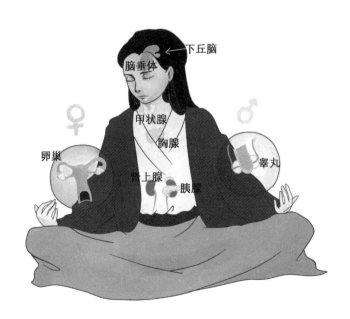

小到市井百姓，大到东方不败，再横跨半个娱乐圈，这年头，谁压力山大，谁就容易内分泌失调。

不过，能去看内分泌的，对于小朋友来说，往往因为心理的高度与现实的身高产生了巨大鸿沟。对于成年人来说，能去看内分泌的，往往因为代谢疾病。对于"东方不败"来说，如果他去挂号，想必只有内分泌科肯收此病号，因为他严重内分泌失调，需要接受雄激素治疗。

没错，内分泌是一个很广很广的概念，之前说到的那些疾病都属于内分泌，之后要说到的甲状腺功能亢进也属于内分泌，还有没说的垂体和性腺，也通通属于内分泌。

压力山大，忙着生计的人们，往往因为休息不足，作息饮食不规律，导致脸上开始长痘，睡眠质量差，大姨妈不规律等，内分泌产生异常。

不过，如果从垂体的角度来看内分泌，你会发现非常有趣。因为，从这个角度看，你会发现"东方不败"还真的会泌乳，虽然他是个男的。

这不是开玩笑，泌乳并非女性的专利。这里面的缘由，就跟垂体有很大关系了。因为垂体人人都有，而且身兼数职，堪称八面玲珑，垂体的一个重要功能就是分泌催乳素。而催乳素的作用是促进乳房发育和乳汁的分泌。

在临产的时候，垂体还能分泌催产素和缩宫素，帮助准妈妈们顺利生产以及产后及时泌乳。

如果你对自己的肤色质疑，垂体能帮你美化。杰克逊当年嫌弃自己的肤色，整形漂白。但现在的观点是，黝黑色的肤色更加诱人，所以，白人们都去晒紫外线让自己黑，然而事实上，垂体就能帮你黑。垂体能促进黑素细胞分泌黑色素，让你更符合时代潮流。

如果你对身高也有要求，没关系，垂体也在帮你，它能分泌生长激素，促进骨骼生长。但是青春期或青春期前的孩子，生长激素若过多，也会得巨人症。如果成年之后，他们的生长激素依旧很多，那将是一个灾难。因为，当骨头骨骺线都闭合了，生长激素再多，长的就不是长度，而是骨头的宽度，此时会肢端肥大，产生畸形。

如果你对尿尿也有要求，当然，这是开玩笑，但垂体真的能分泌一种激素，名曰抗利尿激素。它多的时候，会稀释血液，引起低钠血症。它少的时候，你会咻咻地尿个不停，只有当它正好的时候，你才会很惬意地享受时光。

除了这几点是垂体自己分泌外，垂体还管辖着一个枢纽，这是其他激素下传的必经之路，由垂体把关。比如甲状腺、肾上腺、性腺等的指令，会通过垂体下传。

所以，如果垂体在此捣鬼，性激素分泌就可能会不正常，轻点儿的种下几颗青春痘，严重点儿的有可能颠倒性别，产生另一个"东方不败"。

所以，保护垂体很重要，这是内分泌不失调的保证。

可是，生活中由于多种因素所致，垂体也会长瘤，且不易发现，这可如何是好？

你知道吗，好多人往往因为泌乳闭经、不育、阳痿去医院看病的。结果一查，才发现是内分泌疾病，是垂体里长了个肿瘤。

那垂体瘤不仅仅影响的是内分泌，还影响物理圈地运动。脑袋里突然长了个东西，想想也知道会多占一片地，挤压其他脑细胞。于是你会头疼，视力模糊。一查 CT、MRI，再一查血中各种激素的含量，结论通通指向垂体瘤。于是，这个时候，问题来了，治疗垂体瘤都有哪些方法呢？

相信看了这么多章，你早都熟能生巧，对于肿瘤不就是放疗化疗外加手术吗？但对于垂体这块，脑子里的肿瘤，放疗化疗不太合适，除催乳素瘤首选药物治疗外，所有垂体瘤尤其是大腺瘤和功能性肿瘤，压迫中枢神经系统和视神经束，药物治疗无效的应考虑手术。而对于催乳素瘤首先选溴隐亭，垂体肿瘤也常用放疗，作为手术治疗的辅助方法。

7. 古老而神秘的"第三只眼"，竟是人体的时间轴

> 题记：致那些辛勤的熬夜加班党们，你们的第三只眼正被扰乱

二郎神那第三只眼长的太明显了，以至于人人都知道他有三只眼。可我要说，你也有第三只眼，你信吗？我要说它还是你的时间轴，你信吗？

不管你信不信，这第三只眼其实就是松果体。你肯定疑问老大了，满脑子都是十万个为什么。

请听我慢慢道来。有个很邪乎的传说，说早前的生物学家发现古代动物头骨上有个洞，并且说这洞就是第三只眼的眼眶，还说随着生物的进化，这第三只眼从颅骨外渐渐移到了颅内，变成了"隐秘的第三只眼"，但传说仅仅制造了玄幻的气氛，这第三只眼是啥？并没有给出一个明确的答复。

后来，随着科学家的研究，有一个腺体映入眼帘。随着对它功能的不断发现，科学家断定，这就是人类的第三只眼，我们的生物钟——松果体。

如果有个东西能感受光线，并能根据光线变化来获取信息，从而调整自己分泌激素的量，那是不是在一定意义上就相当于眼睛？

你看啊，位于颅内深处的松果体，就能很好地感受到光线变化，它分泌的褪黑素，就是根据光的明暗来变化的。而褪黑素的多少直接影响着生物体究竟是睡眠还是觉醒，同时也调节着我们的情绪。也就是说，松果体就是人体的"生物钟"，在晚上 12 点的时候，褪黑素分泌最多，白天十二点的时候，褪黑素分泌最少。

而对于我们这种熬夜拼命的加班党们，我们的凌晨还是在灯光下度过，我们的双眼包括第三只眼，在凌晨始终都关不上，不断地眨巴，我们的褪黑素也比此时进入梦乡的人们要少得多，以至于将来的睡眠质量也将要比别人低很多。

不仅如此，松果体分泌的褪黑素还有抗击肿瘤、促进胸腺增长、消除时差、改善睡眠等诸多作用。毫无疑问，这些方面我们都要比正常人差，所以，我们是亚健康。

不过，也不是所有方面都差。像两极地区的人们，由于见不到太阳，他们的褪黑素会分泌得比平常人多，而褪黑素如果过多，就带来一个尴尬的不良反应，那就是会抑制一个对男女都很重要的东西——性激素，延缓其性成熟。

不过，对于睡眠不足，暴露在灯光下的我们。我想说，科学家从神经研究中证实，与其熬夜不如早睡，因为你悄悄打个盹儿后，新形成的记忆会更加牢靠。

不信，看看科学家是怎么证明的。长期熬夜的人为啥反而记不住东西？

过去研究证明，睡眠会激活神经元，强化一些脑细胞间的联系。而现在，大量的数据显示，睡眠会弱化神经元细胞间的联系，恢复到基础水平，帮助他们保存能量，减轻神经元的负荷。而这之后，也就是睡一觉甚至打个盹之后，新形成的记忆会比一直醒着更加牢靠。

那睡眠不足的人呢？睡眠不足的人脑中也存在局部间歇状态，此时继续学习新东西，间歇就会越来越频繁，也许我们醒的时间太长或用脑过度时，大脑某个区会自己悄悄打个盹，有时我们自以为清醒，可总是犯低级错误，误下判断，反应急躁，情绪失控。这中间多半是因为悄悄打盹的脑区导致的。

8. 突眼心急暴脾气，别说他神经，其实他甲亢了

如果在大街上、火车上，或者人群中，看到脾气暴躁，又打又骂，大汗淋漓，眼睛瞪得特别大，显得特别凶神恶煞的人，别以为这是他性格使然，很可能他有甲亢了。

要说甲亢，你可能觉得陌生。但一说大脖子病，你可能就反应过来了。虽说这两种病并不相同，但都跟甲状腺有关联。这下你能猜到甲状腺的位置了吗？

甲状腺就在脖子中间靠下一点，也就是在喉结的下方。

这个腺体，对机体的功能来说，实在是太重要了。它能促进机体的新陈代谢，让你时刻保持兴奋，还能促进你的生长发育。记得咱们之前在说减肥的时候，讲到过有人利用甲状腺分泌这种激素做成减肥保健品，用的就是这个原理，让人体不停地高代谢消耗，所以能瘦下来，但不良反应貌似挺大的，尤其是甲状腺危象。

甲状腺激素，不仅是让你"急"的激素，还是让你"有骨气"的激素。

为啥这么说？因为它的另一个作用，跟骨头中的钙有关。

甲状腺的滤泡旁细胞能分泌降钙素，降低血钙，不过作用微弱。而甲状腺后面的甲状旁腺，它的作用刚好跟降钙素相反，能让骨头溶解，放出钙离子，也能增加肠及肾小管吸收钙，使血钙升

高。好维持血中钙离子在一个稳定的程度，为啥？

因为需要钙的又不只是骨头一户，所有员工都或多或少需要钙，维持血钙水平正常才能保证各种肌肉组织和神经组织的正常生理作用，无论高钙还是低钙都将增加心律失常的几率。所以，血液中还必须维持一定的钙浓度，于是，甲状旁腺的作用就越发凸显出来了。

8.1 大脖子病，这跟我们想的恰恰相反

一般情况下，如果看到一个很大的物体，我们会这样觉得：它真强。可是，大脖子病与我们想的恰恰相反，它真的是弱爆了，才会肿到如此地步，以至于有时会压迫后方的气管。

为啥这么说？

这个大脖子病的病因很简单，常常因为缺碘。而碘是甲状腺合成甲状腺激素的重要原料，现在原料短缺，根本就生产不了甲状腺激素。机体也灵敏地感觉出来，缺甲状腺激素了，但机体的判断是：甲状腺在偷工减料，没有好好工作。

于是，机体下大血本，不断地丰富壮大甲状腺的组织，以为这样就可以弥补产量，但殊不知是缺乏原料。就这样，甲状腺一天天地壮大起来，可它的功能简直弱爆了，还是产不出甲状腺激素来。

不过，很好的一点就是，这个病是良性的，补碘就会使脖子慢慢缩小，一直到正常。目前全国已经普及加碘盐，这类情况已很少见。

8.2 甲亢，这次是真强

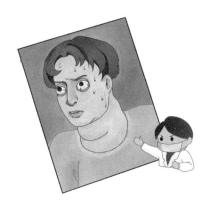

甲亢，就是太亢进。甲状腺跟中邪了一样疯狂地生产甲状腺激素。

你要问它为什么走火入魔？它会告诉你有人假传圣旨。

其实，假传圣旨，就是甲亢这个病的病因，就是体内合成了一些乱传话的抗体，这些抗体叫 TSH 受体刺激性抗体。

这些抗体告诉甲状腺：你要不停地合成甲状腺激素。于是，在原料供应充分的情况下，甲状腺合成大量的甲状腺激素，导致全身的代谢超快，一天天消瘦。

别人觉得他们精神足很兴奋，他们觉得自己很累但根本停不下来。

他们特征性的眼球突出特别具有威慑力，这种瞪得老大的眼俗称 Graves 眼。而他们之所以眼睛大到都闭不上是因为这种刺激性抗体也侵袭眼睛的眶后组织，导致这里沉积了大量的黏多糖和糖胺聚糖，这就像一座座不断长大的山丘，把眼球推向前方，以至于快推出了眼眶。

如果你身边正有以上表现的人群，那很有可能就是甲亢。不过，要确定到底是不是甲亢，还需要查个血，测测激素。

下面的内容会很有意思。因为如若你能弄懂，那你就能看得懂甲亢的化验单，会很有成就感的。

甲亢的化验单其实挺有意思，因为你会发现促甲状腺激素 TSH 是减少的，但血清总甲状腺激素 TT4 和血清游离甲状腺激素 FT4、FT3 是升高的。

别被这缩写的英文吓住，稍微解释一下，T4、T3 看起来好像代表很高深的物质，其实它就代表不同类型的甲状腺素而已，他们多了，代表合成的甲状腺素多了。加了 F 的，也就是 FT3、FT4 代表游离状态。而 TSH 少了是因为负反馈的缘故。

这就像是一个瀑布，从上向下流，TSH 是瀑布的头，T4、T3 是瀑布的尾，当瀑布的头端有很多水流下来时，瀑布的尾也会多起来，也就是说 TSH 多，T3、T4 就会多。

而由于负反馈机制，当出现假传圣旨瀑布的尾 T3、T4 开始疯狂增多时，尾巴就告诉头，你别再多产了，我已经够多的了已经甲亢了，于是头变少了，这就是甲亢患者化验单 T3、T4 升高而 TSH 降低的原理。机体总在试图利用负反馈维持着一种平衡。

但是，即使头端变少了，只要小人（TSH 受体刺激性抗体）一天不除，假传圣旨所造成的 T3、T4 的产量还是惊人的多，甲状腺激素还是很多，这就是所谓的甲亢。

这下你是不是很满意自己的水平，既知道甲亢的成因，又看得懂甲亢的化验单，别急，你如果还知道治疗，那对于甲亢来说，就理解得完美了。

针对这么高的 T3、T4，到底该怎么治疗呢？如果是你，你会怎么办?

就像一个工厂不停地制造一些危害健康的三无产品,我们最快最有效的做法就是对这个工厂进行打击,彻查。人体也是一样,一些你熟悉的硫脲类或者咪唑类的药物就是通过干扰甲状腺的生产线,干扰甲状腺合成的必要的蛋白来阻止 T3、T4 的合成,进而降低甲状腺素的水平。

而比它性子烈一些的是放射性的 ^{131}I,那这是啥原理呢?这叫浑水摸鱼自杀式炸弹袭击,这个 ^{131}I 就像是武装好的恐怖分子,能蒙混甲状腺,让甲状腺觉得这跟普通的碘没有什么区别,但其实 ^{131}I 是带有放射性的碘,它在被甲状腺摄取后,就开始用射线攻击甲状腺。

于是,原来功能亢进的甲状腺,在被攻击后,威风被灭,功能减弱,等到功能不再亢进,达到正常水平后,就达到了治疗甲亢的目的。

如果以上两种方法都还解决不了问题,还有一个大招,手术切割。将甲状腺次全切,仅让剩下的那一点甲状腺工作,纵使它玩命地产 T3、T4,但它现在就那么大点儿,总产量还是相当低的,所以,甲状腺激素并不会亢进。

说完了甲亢,就不得不提到甲状腺危象,因为这是很要命的一种并发症。这种并发症就是代谢快、频、高到极限的表现。这种患者常常体温 $> 39°C$,心脏跳得超级快都超过 140 次 / 分,常常合并心房颤动、大汗呕吐等,这些症状如果没有得到很好的控制,结局是危重的,有可能死人。

讲到这,其实内分泌系统最主要的一些病就介绍完了,让我们来理一下顺序,从头到脚分别是:下丘脑、垂体、甲状腺、胸腺、肾上腺、胰岛、卵巢、睾丸，以及其他的散在五湖四海四处漂泊的游子们（即散在的内分泌细胞）。

这个系统有个特点，就是一级一级地传命令，还存在负反馈。上下级的关系，在一张化验单上，完全明了。谁家长，谁家短，问题出在谁身上也能一看究竟。

最主要的，这是一个激素横行的系统，所有活动都围绕激素展开。

人体漫游

你知道吃一顿饭，这顿饭是怎么变成能量供给你的身体的吗？你知道咱们刚刚讲的那些系统，它们是怎么共同搭配、互相合作的吗？想不想进人体内部探秘，看一个个真实的孔道，然后你化身于一个个分子，往来穿梭于其间，顺着公司既定的轨道漫步，听公司内部员工的家常琐事，悲欢离合，看霸道总裁如何化解危机，准备好，跟我一起上路吧。

准备好了吗？我们要当大家都爱吃的美味无比的卷心蛋糕了，人体大冒险就要开始了……

瞧，有个馋猫闻着桌上无比香甜的卷心蛋糕，口水直流，他正在一步步靠近，天哪我要狼入虎口了吗？哦，好黑呀，貌似是真的，这个馋猫一看就知道不好好刷牙，好大的牙渍和龋齿啊，我顺着他的舌头滑到了一个黑乎乎的管道里，这管道貌似是食管，它在不停地把我往下挤，咦？这是什么？怎么还有个门啊？这门到底开不开啊，我都被这食管从上往下捋了好几遍了，正抱怨着，突然，门开了，我一个大跟头栽进了一个黑洞洞又宽敞的地方，这里好酸啊，满都是酸水，天啊，难道我到了胃里了，那上一个关口就是贲门？我正自我定位的时候，突然发现，我太多的亲戚朋友都快融化了，我快跟家人走散了，这个胃太大了，而且还一直搅动，把我们使劲地往下一个关口送，我已经被它搅和得天旋地转，完全没有力气，好不容易到了下一个关口，这个关口叫幽门，哦，原来就是当年诺贝尔奖得主发现幽门螺杆菌的那个幽门，随着幽门的开放，我们被一下喷出了胃，来到了曲里拐弯的十二指肠，好喜欢旋转楼梯的感觉，不过，不要高兴得太早，突然一阵洪流又来了，天哪，这难道就是传说中的胆汁和胰液，强消化液啊，我刚刚才经历过酸水，不过还好，这个消化液是碱性的，刚好跟胃酸中和一下，不过我的小伙伴们貌似已经有沦陷的，变小的，我也在一步步缩小，这个消化液太厉害了，连跟我们一块进来的寄生虫和细菌都被消灭了大部分，我还在漫漫的黑夜中被小肠推着向前走，我身边的朋友们渐渐地少了，莫名地消失了，我不知道我是否也会莫名地消失还是永不消失变成一坨便便再跟大家相见？

很幸运，我被选走了，我被小肠当成是优秀的营养物质选走了，现在到了一个全新的管道里，这个管道里没有肠道那么宽敞，但比肠道干净多了，而且是清一色的红，原来我到血管里了，小肠会把吸收的营养物质吸收入静脉血。这个管道里跑着大量的运输工（红细胞）、保安（白细胞）、小个子裁缝（血小板）、还有各种离子，我看着他们每个人都积极向上，感觉好励志哦，"可是，我们要去哪儿呢？"我问，运输工说："我们现在去往肝脏，在那里排毒。"排毒？我心里默想，这个馋猫的体内居然还能排毒？不过想想他那口臭和牙渍，就觉得得亏了这排毒的设备。

不一会儿，就到肝了，进入肝之后，我们就一直在分流，就像超市排队结账时一样，一个个的都分得很细，肝脏主要对我们周围的那些分子离子蛋白质进行排毒，当然也包括对我们检查。正在漫长排队的时候，突然听到全公司发出预警：大家注意，大家注意，馋猫吃得太多了，现在血糖太高，我们要发动胰岛素对抗这高血糖，请各部门协力配合。说完，肝脏就立刻开始寻找从这经过的葡萄糖，我看到我的好多小伙伴们都被肝脏里的工作人员带走了，

"他们去了哪里？"我问道，运输工大叔说："别担心，现在馋猫血糖太高，他们被暂时带走，去往馋猫的粮仓，那里储存着大量的营养，以备馋猫不时之需，不过看这馋猫那么能吃，他们估计要在那里待很久了。"我犹犹豫豫地跟着大叔走着，想着怎样才能让馋猫动起来，释放能量，还我的兄弟姐妹？

缓慢地通过肝之后，我好像听到了一家四口的声音，难道我们要去心脏了吗？"是的，我们下一站就是心脏。"先进去的是孩子的房间（右心房），这个小孩子的房间还真不错，四通八达，向上连着上腔静脉，向下通着下腔静脉，还跟他姥姥的房间隔了一个三开门（三尖瓣），不久孩子就不耐烦了，开始哭闹，我们不得已前往他姥姥家（右心室），他姥姥住的可比他住的大一圈，房间也更结实，只是他姥姥听见孙子哭闹，一着急又把我们往外赶，赶的不是别的地，一气就给我们赶到肺动脉里，这个肺动脉的前端就是肺了，大叔说："终于到了，我背了一路的二氧化碳，终于可以卸载了，换上氧气了。"我好奇地看着他，想看看究竟是怎么换气的，结果刚到泡泡房，他就换完气了，我眼睛瞪得老大，愣是没看着，大叔笑笑说："没什么，我们是熟练工，手脚麻利。"我问："大叔，我们下一站去哪？"大叔说："你也走累了吧，我们去一个地方，它就像蹦床一样能把我们弹的老远，让我们歇歇脚。"我说："这个好玩，快带我去吧。"

从肺出来后，我和运输工大叔到了肺静脉，没得选，我们从一开始走的都是单行道，都是馋猫的身体里设计好的管道，我们身单力薄，拗不过馋猫体内管道里的动力，于是只能跟着它既定的路线，不知不觉，跟大叔已经进入了夫妻的闺房（左心房），这对夫妻人还不错，我们也不好意思打扰这对夫妻太长时间，人家也有自己的生活嘛，告别之后，走过二开门（二尖瓣），我们来到了婆婆家（左心室），这就是大叔所说的像蹦床一样的地方，大叔问我准备好没，马上就可以体验蹦极的感觉了，我说："放心吧，一切就绪。"这时，只见婆婆一声怒吼，房间瞬间收缩，我们就随着一股巨大的推力，被喷到了老远老远，感觉都快喷出地球了，糟糕，这怎么有个分岔路口，大叔说："拉紧我。"于是我拉紧了大叔的衣角，我们被冲到了向下的岔路口，而我的小伙伴们，有的被冲到了向上的岔路口，我问大叔："我和我的小伙伴们还能再相见吗？"大叔说："很难再见了，你们是糖类，你小伙伴去的那条路通往大脑，馋猫会动脑子想事情，一动脑子，大脑就需要能量，这能量就来自你的小伙伴们。"想到此生再也不能见到小伙伴了，心里有种莫名的哀伤，大叔看出来了，说："先别忙着哀伤，还是看看眼前吧，我们以后走的路，分叉口会很多，这跟我们原来的路有很大不同，原来入肝之前我们往馋猫的身体上游走，管道会合并在一起，而现在我们往馋猫的身体下游走，管道会分散开，所以，你要跟紧大叔我啊。"我听着似懂非懂，想想眼前就这么一个熟人了，还是好好跟紧大叔吧。

我问："大叔，我们下一站去哪？"大叔说："有好多地方，你看你想去哪？"我说："要不都逛逛吧？"于是，下一站我跟大叔来到了一个戒备森严的地方，大叔说："这是脾脏，我们要过安检，如果发现可疑分子，在这里会被揍得很惨。"我好奇地看着这里的一切，这里有大量的保安，我还听到一些保安在互相交班汇报工作，不一会儿，远处传来一阵嘈杂声，混合着哭喊声，我知道保安发现坏人了，正在群殴，我和大叔顺利地通过了安检，其他跟我们一块过来的都是合格的，馋猫身体里不合格的东西，在这也会被滤一遍，馋猫真幸福，这么多部门守护着他。大叔说："你不是还想去其他地方逛逛嘛，我带你走小路，这些小路四通八达，条条大路通罗马。"

我说："大叔，没看出来，你方向感这么好，我想去肾脏看看。"大叔二话没说，拉着我七拐八拐，不一会就到肾的门口了，大叔说："到肾这块，我们会暂时分开，你先不要害怕，我体形太大了，过不了那个门，而你可以通过，我在你的前方等你。"说完，大叔就走了另一条路，我则过了一个无比狭小的门，之后上了通道，看着通道两旁的工人手脚并用地捡有用的物质，突然有种熟悉感，想当年自己就是这么被肠道捡起来的，如今，又被这里的工作人员当作珍宝捡走，感觉好得意，正当得意之时，一个熟悉的声音出现了，没错，是大叔，大叔果然在前面等着我，大叔说："你知道，你为啥被工人捡出来吗？"我说："因为我是大宝贝啊。"大叔笑了笑，说："是啊，剩余在通道内没被捡的，就是馋猫身体里的废物，这些废物形成了尿液，会通过尿尿排出体外的。"

接着，大叔又说："孩子，跟你相处很愉快，这馋猫的身体咱们已经旅行得差不多了，大叔还要去给家家户户送氧气再把二氧化碳装回来，你也有自己的使命，馋猫的身体需要你，需要你给他提供能量，如果有缘，我们还会再次相遇，我的生命是 120 天，还能在馋猫体内待 4 个月呢，我们后会有期。"我虽然万般不舍，但大叔它毕竟还有自己的使命，也不能老陪着我瞎逛，于是，我们做了短暂的分别，我一直相信后会有期。

后来的后来，馋猫简直太能吃了，我根本就没有献身牺牲的机会，我在许愿树前，等成了一堆脂肪，永远地待在馋猫的肚子上，每天看着大叔辛勤地从这里经过……

结尾

1. 那些年，我们上过的解剖课

那些年，我们上过的解剖课，

那些年，我们手中摸过的骨架，

那些年，我们一起做过的家兔手术，

从啥都不会的小屁孩儿，到现在流利地拉钩打结缝合；从原来的看个热闹，到现在的看个门道；从原来的见血就晕，到现在的出血了都还很淡定，你不经历过临阵慌乱的那几年，永远达不到现在临阵不乱的效果⋯⋯

我们大二的时候上局部解剖和系统解剖课，这两门课的实验就要求我们要解剖尸体——又叫"大体老师"，是真的自己动手操作，不是别人解剖好你看看而已。

第一次见"大体老师"对于每个医学生来说都是很激动的，很少有觉得恐怖的。传言说恐怖的大多是烟雾弹，为了制造效果，所以你可以看到一个分裂的现象，表面上"人家怕怕"，实际上"快点来吧"。而且，貌似女生胆子更大一些。

由于尸源紧张，我们都是 10 个人一具"大体老师"，每次上课有两名主刀的，其余 8 个人就只有看的功夫。你知道吗，当把冰箱打开，强烈的福尔马林味瞬间将你包围，辣得泪水横流，模糊了视线，手除了拿刀解剖，另一个作用就是像雨刷一样左右摇摆擦泪水。

我们组的"大体老师"是一个中年男性，第一次戴上手套摸摸他，就感觉皮肤硬硬的，冷冷的，湿湿的，然后，就按照老师这节课布置的内容，完成相应的解剖结构，之后再画图记录。

当时的感觉，只是觉得"大体老师"很庄严，要认真对待，丝毫没觉得恐怖和惊慌，就是自那节课之后，我的鼻子闻到其他什么东西都带了一种福尔马林的忧伤。

相比解剖课，第一次去解剖楼看标本，才让我记忆犹新，胆战心惊。

那是一个阳光明媚的下午，外面阳光灿烂，里面无比黑暗，走廊还曲里拐弯，我们当时还没学解剖，只是大一新生，小屁孩儿一个，由于好奇想挑战自己进去看看，于是拉了三五个同样好奇的人壮胆，就这样我们走进了安静黑暗的解剖楼。

一进门，大爷说："你们干什么？"我说："看看标本。"大爷说："看活人标本，在这里；看死人标本，往里走。"他说着指了指自己，我们会心一笑，义不容辞地向里面走去。

在经历了 3 次拐弯后，我们来到了一层解剖室，这里陈列的是一些骨头，上面有一些解剖标志和说明，我们围着玻璃柜走了一圈，看遍了所有的骨骼，包括一具完整的站立的骨骼，看完这层，有个小伙伴说："咱去楼上吧，楼上还有好多。"我们想都没想就上去了，结果……

结果，二层展示的是肌肉，你听着感觉很好，因为说到肌肉你想到的是线条、猛男，医学里的肌肉，展示的就是人和器官，这些东西放在冷冰冰的透明玻璃盒中，配合着静谧的环境，你想想，你无法想象，第一个映入你眼帘的到底是个没有皮的脚、还是没有皮的手、亦或是没有皮的脸……我走在后面，上楼的时候就已经听到了前面同学的尖叫，我预测上面很恐怖，正在想要不要直接下楼？

可脚步已经上到了二楼，正想着，就看到了玻璃橱窗里一个没了手背的手和脚，脚都是用肌腱和肌肉连接，骨头做架子撑起来的，我深吸一口气，告诉自己这是科学，这是组织，我要好好学习解剖，明白每个肌肉起止。

第三个看到的是臀大肌，我会心一笑，果然很厚很结实，心想原来翘臀是这么炼成的，还在思考臀大肌要多么发达才能达到翘的程度？接着又看到了没了皮的上肢和下肢、胸廓、腹腔、盆腔等，渐渐已经习惯这种环境，可是，万万没想到……

没想到，在拐角处，还是感性战胜了理性，这是一个正中切半个身子的"大体老师"，还睁着眼睛，还跟我对视，啊，我的心都快蹦出来了，肾上腺素迅速飙升，心脏那是咚咚的跳个不停，我根本不敢看他，我低着头慢慢地滑到了他的左侧，因为左侧从上到下展示的是他的大脑小脑，颈部肌肉，胸腔肺、心脏等。

恐怖占了科学的上风，我看到了他的表情，一直在想他曾经历了什么，思绪已经不受我控制了，我内心一直告诉自己，他是你的"大体老师"，你要学会这些组织结构，渐渐地，我平静了下来，但为了不掉队，我一路狂奔，又上了一层，终于赶上她们了，她们在三楼。三楼陈列的是各种胎儿，有正常的、不成形的、畸形的，她们说："吓死了，吓死了。"我说："这有什么好恐怖的，楼下那个才更恐怖，不然你们尖叫什么？"她们说："楼下真不恐怖，不就是些手啊脚啊的标本嘛，第一次见手，吓了一跳才叫的。"我这才豁然明朗，难不成半个人身的标本就我一个人看见了？她们也太马虎了，也不仔细看，真是的，吓死我了，都快吓尿了。

从此，解剖楼二楼那个还带表情的半身人，一直是我心里挥之不去的阴影，即使上了局解和系解，自己动手解剖真人了，还是不敢看，每每路过，都脸扭向另一侧，快步飞过，后来的后来，快期末考试，有次从实验楼经过，看见一个女学霸，拿着一本口腔书，深情地望着那半身人，对着那半身人背了一上午的解剖名，我当时看得都惊呆了，原来学习真的可以学到如此忘我的地步，世界好奇妙，真是无奇不有……

大三那年，我们开始做动物实验，从癞蛤蟆做到豚鼠，不过做的最多的还是家兔。豚鼠总表现得呆呆的，萌萌哒，而且呆得给它打针它都不知道躲。不像老鼠和兔子，打个针还咬你，如果不把他们抓牢绑好，那回头就是一口，我就被老鼠咬过，之后医生给我打了"狂犬疫苗"。

不过我麻倒兔子倒是一绝，在这王婆卖瓜一下，我是我们组标配的麻醉师，任何麻不倒，找不到血管的动物都找"赵大夫"来帮忙，"赵大夫"是他们给我起的外号，因为我胆子比他们略大，小组里没人愿意做的手术，我就上。

比如好多局麻下的手术，那个肝性脑病的兔子、还有那个清创模型，其实我也没有多想，就只是把它当作一项事业在做了，就像每个厉害的外科大夫都把手术当作雕刻一件艺术品一样，全神贯注，然后不去多想。

不知不觉，下课铃响看着自己细心呵护各种抢救的动物们最后都要离开，心情不免有些失落。老师说，它们都是伟大的，在用生命诠释数据，你们要做的就是好好分析这些数据，学会医学道理去拯救更多的人。

这就是医学生的常态，放下自己的小爱，去拯救更多人的"大爱"。

2. 这是给你的，这里有梦想

其实这既是你的梦想，也是我的梦想。

时光倒回到几年前，那时的我是既没想过发明医疗器械申请专利，也没想过在核心期刊上发文章，更没想过会写一本医书，还是用这样的语言，在国内医学教科书的顶尖出版社出版。我当时的想法就如大多数人的想法一样，争当学霸，啥都不怕，安心做一名学富五车的好大夫。

直到有一天……

直到有一天看到新闻，美国的高中生都发明出胰腺癌的试纸了，而且相当好用，当时我的内心就小不淡定、波澜起伏。于是迅速查了相关的报道和各种资料，才发现发明胰腺癌试纸的小鲜肉对于疾病没有任何知识背景，他甚至不知道胰腺癌是什么，但，他确实做成了胰腺癌的检测试纸。而对于专业是临床医学的我来说，有了一些背景知识，但我却不知道自己在做什么。

我到底在做什么？想了半天，也回答不出我到底在做什么，除了上课下课，我似乎没有找到一个真正用脑的机会，看着比小鲜肉还大 6 岁的我，一个成年人相比于一个未成年人，那是既不鲜嫩又没创意，想想我还是洗洗睡了。可是，第二天起来，内心是罪恶的，因为梦里都在回答我到底在干什么？又能去做什么？

结论就是，我在做无聊的事，没有意义的事。就像是喝了一壶好酒，从一进大学校门就开始醉，一直到这一刻才清醒。于是，接下来的几周，从模仿开始，我也开始在实验技术上想想有什么新奇的点子，在总结了几个比较有创意的点子后，我拿着这些点子与实验室的老板商量。老板说想法不错，就是没钱去支持你们，不过如果你们不嫌弃，可以在实验室帮忙，学习学习实验技术。

于是，大二下半学期，我就驻扎在免疫学实验室帮忙，刚开始的时候总是做些洗洗涮涮的工作。我特别喜欢老师不在的时候，因为师哥师姐总是很和蔼可亲，他们总让我做些有技术含量的活。

渐渐地，我就成了一名标配的技术工，得到了老师认可，做大实验的时候也是得力的一把手。在实验室待久了，就萌生了写文章的念头，因为实验室的每个人目标都是发一篇有影响力的 SCI。又因为低级洗洗涮涮的活做多了，加之爱偷懒的心理，萌生了用机器代替人力的想法，于是又想着去制造一个装置去解放自己的双手。

结果还是不错的，一年后，有了一个实用新型专利。两年后，有了两篇国内核心期刊的文章。三年后，你知道的，我的书诞生了……

其实写书这事纯属偶然，大四才开专业课，然而看着跟砖头一样厚的课本，每一页用语都相当规范和严肃，然后，翻了两页，就被丰富的信息量震住了。

我曾这么幻想过，把书本当枕头，也许就会梦见这本书的内容，然后都记住了，结果，现实告诉我，这是做梦都不可能的。又到年前，亲戚朋友出现了各种各样的疾病，打电话前来咨询，我当时心想，我才初出茅庐，知识还很欠缺，大家就这么看得起我，那我可得好好回答他们的问题。于是，我一边翻着书，一边用最生活化的语言，给他们讲述着，概括一下：就是方言夹杂着英文，比喻对比满天飞，有的时候语言都不太过瘾，得表演才行，如此才让他们对这个病有了一个他们满意的理解。

后来，我发现我很喜欢给人们讲他们不懂的医学知识，确切地说，是喜欢把晦涩的知识用各种比喻讲述出来，然后喜欢看他们豁然开朗的喜悦，喜欢他们再追着问更深入的问题，喜欢他们觉得我很神，但其实我知道自己几斤几两，因为每次讲之前我也是做了功课的，提前翻过文献好好准备的，不是一肚子墨水用不完的那种。

渐渐地，问着问着，我就觉得有必要写一本这样的医学书，让更多的人去理解疾病是怎么一回事，自己的身体是怎么样运作的。

于是，现在你们所看到的这本书，就是这样诞生的，虽然在写书的过程中也有过各种各样的小挫折，但小挫折常有，不足以阻挡视线。

找到创业的一个基点，然后不遗余力地向着它努力。这本书就是我创业的一个基点，相信在这本书之后会有千千万万个创业基点，其实需要的不是别的，正是换个角度看问题，找创新点。

对于这本书，最大的目的就是简化医学晦涩难懂的专业知识，降低医学的门槛，让更多的人可以懂医。这同时，也是一个契机，就是多学科合作的契机。

让原来因为不懂而不合作的时光一去不复返吧，如果你时常关注新闻，那么最近五年的谷歌金奖多次奖励的都是与医学有关的发明创造，他们都是未成年人，却做成了胰腺癌试纸，埃博拉试纸……

所以，我更愿意把这本书当作一本医学的入门书，医学的简化模型，希望更多的人在理解医学后，能跟自己的专业混搭，发挥自己的专业特长，发明创造，与我们一起交流，从别的角度看医学，创新，创业。

毕竟，创新产生在交叉学科，尤其是边缘交叉学科。

是时候找到自己的立基创新点了，我已准备好了，你呢？

最后，由于本书是医学科普书，对于书中各章节有异议的地方还请各位同仁批评指正，不尽感激。

3. 感谢的人

终于该写感谢人了，我知道写到这一篇的时候，也证明本书的校稿工作基本完成，太熬人了，洋洋洒洒十几万字，凭着对医学的执着热爱，凭着娱乐搞笑的犯二精神，这本书还真的就这么写成了。

特别感谢西京消化病医院院长、中国工程院副院长、第四军医大学原校长樊代明院士对笔者的教诲。

特别感谢好朋友程苗苗，没有她就没有这本书，感谢她在我写书时对我的照顾和关怀，相信她一定可以成为自己梦想中的样子。

特别感谢协和张羽老师，西京医院戚好文教授，王烈明主任和已故的火箭军总医院周宁新教授。

感谢对此书校稿的医生们：北大医院董士勇、詹瑞玺，交大二附院鲁晓岚，中科院肿瘤医院徐佳晨，扬州人民医院路国涛，来自协和医院的王曦、周爽、陈罡、张炎，以及不愿留名的医生们。

最后感谢我那群死党们：马瑜良、李珂逊、黄向阳。

图书在版编目（CIP）数据

医生怕你不知道 / 赵雅楠著. —— 北京：人民卫生
出版社，2017

ISBN 978-7-117-24994-2

Ⅰ.①医… Ⅱ.①赵… Ⅲ.①医学 - 普及读物 Ⅳ.
①R-49

中国版本图书馆 CIP 数据核字（2017）第 200993 号

| 人卫智网 | www.ipmph.com | 医学教育、学术、考试、健康，
购书智慧智能综合服务平台 |
| 人卫官网 | www.pmph.com | 人卫官方资讯发布平台 |

医生怕你不知道

著　　者：赵雅楠
出版发行：人民卫生出版社（中继线 010-59780011）
地　　址：北京市朝阳区潘家园南里 19 号
邮　　编：100021
E - mail：pmph @ pmph.com
购书热线：010-59787592　010-59787584　010-65264830
印　　刷：北京顶佳世纪印刷有限公司
经　　销：新华书店
开　　本：889×1194　1/32　印张：8
字　　数：186 千字
版　　次：2018 年 6 月第 1 版　2018 年 6 月第 1 版第 1 次印刷
标准书号：ISBN 978-7-117-24994-2
定　　价：35.00 元

打击盗版举报电话：010-59787491　E-mail：WQ @ pmph.com
（凡属印装质量问题请与本社市场营销中心联系退换）

55检